PILATES Series ❺

핵심 동작으로 코어 강화, 체형 교정, 재활을 한 번에

BARREL

PILATES Series ❺
BARREL

초판 1쇄 인쇄 2022년 3월 30일
초판 1쇄 발행 2022년 4월 10일

지은이 김은혜, 노해나
펴낸이 한준희
펴낸곳 (주)아이콕스

교정·교열 윤혜민
디자인 프롬디자인
사진 박성영
영업 김남권, 조용훈, 문성빈
마케팅 한동우
경영지원 손옥희

주소 경기도 부천시 조마루로385번길 122 삼보테크노타워 2002호
홈페이지 www.icoxpublish.com
쇼핑몰 www.baek2.kr (백두도서쇼핑몰)
이메일 icoxpub@naver.com
전화 032) 674-5685
팩스 032) 676-5685
등록 2015년 7월 9일 제386-251002015000034호
ISBN 979-11-6426-204-5 (14510)
979-11-6426-199-4 (14510) 세트

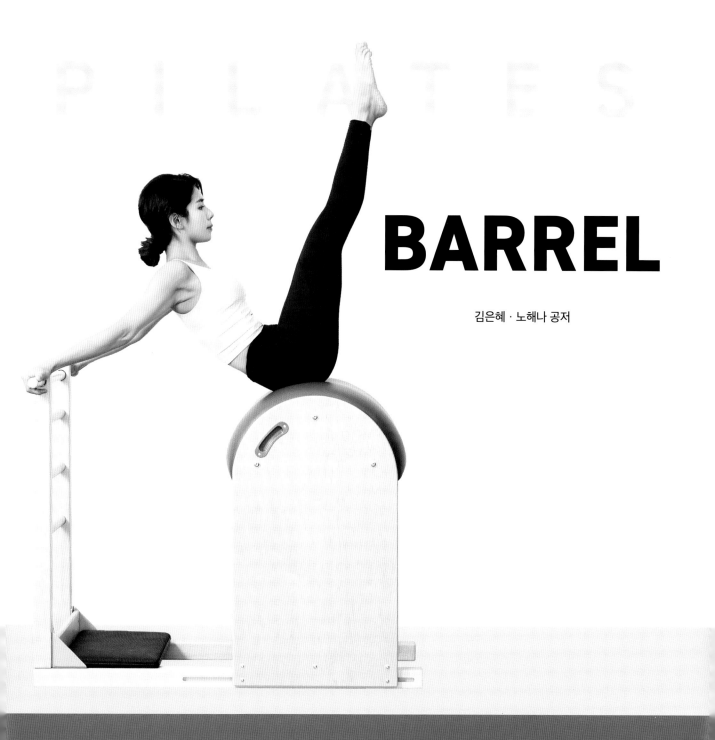

핵심 동작으로 코어 강화, 체형 교정, 재활을 한 번에

플레이북
PLAYBOOK

BARREL

김은혜 · 노해나 공저

PROLOGUE

● 김은혜 원장

경희대학교에서 체육학을 전공하였으며 오랜 시간 VIP 고객들을 담당하는 트레이너로 활동했다. 현재는 퍼스트 필라테스 아카데미의 원장으로 필라테스 지도자 과정을 운영하며 교육하고 있다.

지금까지의 경험을 살려 강사로서 갖춰야 하는 기본 지식과 역할, 자세 등을 더 많은 분들에게 전하고 싶은 마음으로 이 책을 집필하게 되었다.

필라테스는 현대 해부학과 운동 과학을 바탕으로 고안된 신체 단련 운동이기 때문에 어떤 운동보다 과학적이다.

건강한 사람들은 물론 통증이 있는 사람들도 자세의 교정, 신체의 균형, 자연스러운 움직임을 통해 건강 그 이상으로 삶의 모든 면에 긍정적인 영향을 줄 것이다.

필라테스 지도자는 수업의 환경을 이끄는 것뿐만 아니라 회원이나 학생들에게 영감을 주는 리더십, 인성, 친목 그리고 책임감이 필요하다. 또한 회원이나 학생들이 새로운 기술을 배우고 목표를 달성하여 스스로 자신감을 갖도록 최선을 다해 독려하고 동기 부여를 해주어야 한다.

이 책이 그 역할을 하는 데에 큰 도움이 되길 바란다.

● 노해나 원장

어느 날 어떤 회원님께서 "선생님 같은 선생님이 많았으면 좋겠어요. 선생님과 같은 선생님을 만드는 일을 하세요."라는 말을 했던 기억이 난다.

강사로서 듣는 최고의 칭찬이었다. 그로부터 10년, 점점 그 길로 가고 있는지도 모른다.

지금 생각해보면 모든 것들이 선택의 연속이었고, 답은 없었다. 정말 뭐 하나 쉬운 결정이 없었다. '인생은 스스로 만들어가는 것'을 깨달으며 선택의 기로마다 내가 하고 싶고 좋아하는 일들이 뭘까, 그중에 지금 내가 가지고 있는 것들을 버리지 않고 오히려 가치를 더할 수 있는 것들이 무엇일까를 고민하며 결정했다. 온전히 그 결정으로 인해 일어나는 일들은 스스로 감당해야 했지만, 그럼에도 불구하고 계속 나아갈 수 있었던 이유 역시 온전히 자의로 시작한 일들이며 매 순간 모든 열정을 쏟을 수 있는 가치를 부여했기 때문이다.

이것이 물리치료사에서 필라테스 강사로 13년 동안 활동할 수 있었던 이유이다.

우리는 필라테스라는 운동을 통해 건강을 전달하고, 다른 사람의 몸과 마음을 바꾸고, 건강 상태를 바꾸고, 일상을 바꾸는 일을 하고 있다. 그렇기 때문에 자부심과 사명감을 가져야 한다. 그냥 대충대충 가벼운 마음이라면 지금이라도 마음을 고쳐야 한다.

우리는 운동을 가르치는 선생님이며, 다른 사람들의 삶이 더 나아질 수 있도록 돕는 조력자인 동시에, 필라테스라는 운동을 제대로 널리 알리는 전달자이기도 하다. 때문에, 진정으로 Joseph Hubertus Pilates가 이 운동을 통해 무엇을 전달하려고 하는지 필라테스의 철학부터 관심을 가져야 한다. 또한 모든 동작에 대해서 제대로 숙지하며 이해하고 있어야 하며, 똑같은 동작도 반복된 연습을 통해서 더 깊이를 느껴봐야 한다.

강사로서 나의 가르침이 사람들에게 긍정적 또는 부정적 영향을 줄 수도 있기 때문에 이로운 영향을 미치기 위해서는 더 공부하고 연구하는 노력을 해야 한다.

그런 의미에서 이 책은 필라테스 각각의 기구를 통해 움직임을 전달하고 수행하는 동안, 꼭 알아야 할 핵심 요소들과 필라테스를 공부하고 가르치는 강사들이 알아야 하는 가장 기본적인 필수 지식을 담고 있다.

필라테스를 사랑하는 한 사람으로서 좋은 가르침을 위해 노력하는 많은 강사들에게 도움이 되었으면 좋겠다. 더 나아가 내 몸을 소중히 아끼고 스스로를 사랑하는 많은 사람들에게 도움이 되길 바란다.

PILATES PRINCIPLE

● Breathing 호흡

"호흡은 생명의 처음이자 마지막 활동이다. 정확하게 호흡하는 방법을 배우는 것이 가장 중요하다."
"몸에 바람을 충분히 넣었다가 빼듯이 폐를 완전히, 충분하게 팽창시키고 수축해야 한다."

-Joseph H. Pilates

필라테스가 가장 강조한 원리로 호흡은 동작을 집중 및 강화시키고, 자연스러운 움직임을 촉진한다.

● Centering 중심화

'파워하우스'라고도 불리는 '코어'에 몸과 마음을 집중하는 것이다.
필라테스에서 모든 움직임은 중심에서 바깥쪽으로 퍼지며, 중심화를 통해 동작과 동작의 연결이 자연스럽게 유지될 수 있다.

● Concentration 집중

"운동을 할 때마다 올바른 동작에 집중해야 한다. 무의식적인 반응이라고 할 수 있을 정도로 올바르게 수행하여 숙달되면, 이 운동은 여러분의 일상적인 활동에 우아함과 균형을 줄 것이다."

-Joseph H. Pilates

정확하고 세심한 부분까지 집중하면서 모든 움직임에 몰입하여 운동의 효과를 극대화한다.

● Control 조절

"여러분의 온몸은 온전히 정신에 의해 조절된다는 것을 명심해야 한다."
"좋은 자세는 몸의 모든 매커니즘이 완벽하게 조절될 때 성공적으로 얻어진다."

-Joseph H. Pilates

필라테스 운동법은 원래 '조절학(contrology)'이라고 이름을 붙였을 정도로 몸과 마음을 엄격하게 수련하는 것을 중요하게 생각했다.

마음이 각각의 분리된 움직임을 통제하여 조절된 움직임은 효율적인 동작을 이끌어낼 수 있다.

● Flow 흐름

동작과 동작을 연결하여 움직임을 끊기지 않고 수행하는 동안 온몸에 에너지를 전달할 수 있고 몸 전체를 활성화하여 신체와 정신을 연결할 수 있다.

● Precision 정확성

필수적으로 꼭 알아야 하는 마지막 기본 원리로 동작을 수행하는 동안 신체의 정확한 위치, 힘의 방향, 정렬선에 대해 명확하게 가르침을 받아야 하고 가르침을 주어야 한다.

BASIC PLACEMENT

● **Basic placement란?**

생체역학원리를 기반으로, 부상을 막고 효율적인 운동을 가능하게 한다.
더불어 Target muscle을 더 잘 사용할 수 있게 한다.

1. Breathing(호흡)
2. Pelvic placement(골반의 정렬)
3. Rib cage placement(흉곽의 정렬)
4. Scapular movement & stabilization(견갑골의 움직임과 안정화)
5. Head & cervical placement(머리와 경추의 정렬)

* What, Why, How를 적용해서 설명해야 한다.

1. BREATHING

숨은 코로 마시고 입은 얇은 모양으로 만들어 내쉰다.
폐의 하부와 Rib cage의 앞, 뒤, 옆을 모두 사용하는 3D 호흡을 한다.
깊은 호흡을 통해 신체의 이완을 돕고, 목과 어깨의 불필요한 긴장을 해소할 수 있으며 복부 깊은 곳에 위치한 근육들(Pelvic floor, Transverse abdominal)도 사용할 수 있다.
Pelvic floor와 TVA(Transversus abdominal)를 활성화하여 Lumbo-pelvic region의 안정을 찾을 수 있다.
Pelvic floor는 Sit bone, Pubic, Tail bone에 걸쳐 있는 얇은 막으로 장기를 보호하고 있으며, 이를 호흡에 활용할 경우 TVA의 활성화를 돕는다.

호흡할 때는 15~20% 정도의 긴장을 유지한다.

TVA는 복부 근육 중 가장 안쪽에 위치하고 있으며, 허리부터 배를 감싸고 있다.

TVA와 Pelvic floor를 연결하며 수축할 때 Multifidus도 같이 사용된다.

마시는 호흡에 갈비뼈를 앞, 옆과 뒤로 팽창시키고 Rib cage가 열리며 척추는 Extension된다. 내쉴 때 Rib cage는 닫히며 척추가 Flexion된다(움직임의 인지를 높이기 위해서 Flex forward인 상태에서 함께 Breathing을 진행한다).

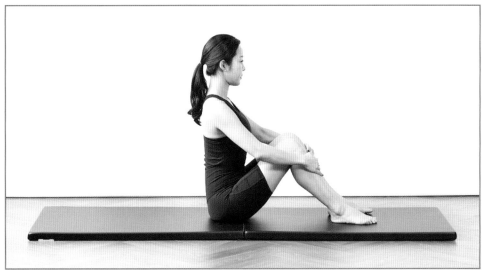

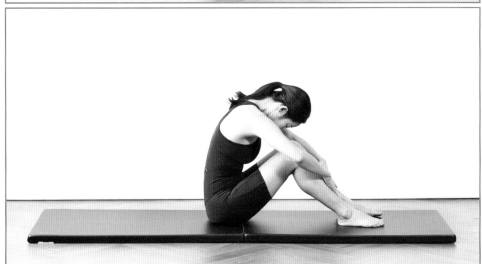

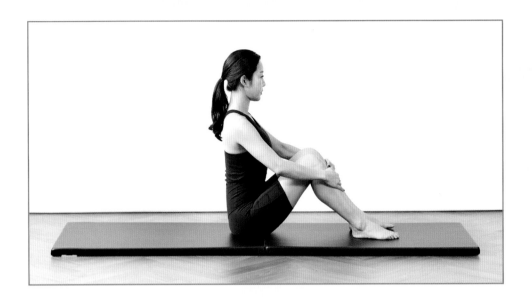

2. PELVIC PLACEMENT

● **Neutral position**

Pelvic floor와 TVA의 활성화가 가장 잘되는 자세로, 운동 중 충격 흡수에 유리하다.

CKC(Close kinetic chain) 동작에서 주로 사용하지만, 복부의 힘이 충분히 강하다면 OKC(Open kinetic chain)에서도 활용할 수 있다(반면, 복부의 연결성이 떨어지는 경우 CKC에서도 Imprint로 동작을 수행할 수 있다).

ASIS와 Pubic이 바닥과 평행을 이루고, Lumbar 밑에 손가락 2~3개가 들어갈 수 있는 공간이 확보되어야 한다.

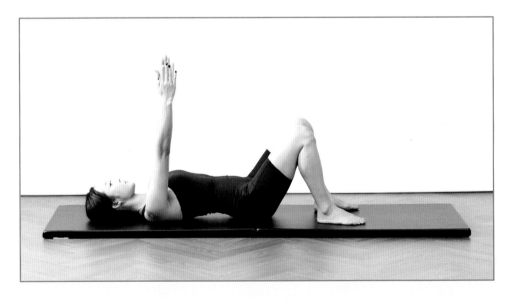

● **Imprint position**

Neutral position에서 Oblique를 사용하여 허리와 바닥에 공간이 뜨지 않도록 자세를 만들며, 엉덩이 근육은 절대 사용하지 않는다(큰 근육을 사용하지 않고 복부의 힘으로 Lumbar pelvis region의 안정화를 시킨다).

Lumbar에 Flexion이 발생하고, Pelvis는 Posterior tilt이 된다.

OKC 동작을 수행할 때 주로 사용하며, 허리전만이 심한 경우 안정화를 위해 복부의 Support를 받으며 Lumbar pelvic region이 안정화된 상태에서 진행한다.

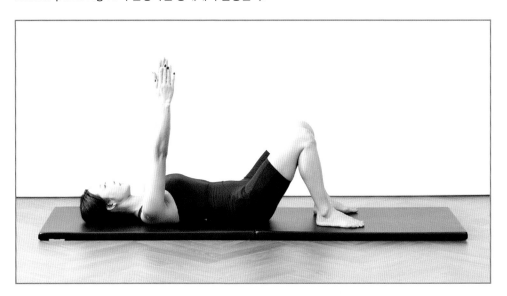

3. RIB CAGE PLACEMENT

Breathing과 Arm movement는 Rip cage의 안정화에 영향을 준다.

3D 호흡으로 Rib cage의 앞뒤와 옆을 사용하는 것을 인지시켜야 한다(마실 때 옆, 뒤로 Rip cage가 열리고 척추가 살짝 Extension되며 내쉴 때 Rip cage가 닫히고 척추가 살짝 Flexion된다).

팔을 Over head할 때, Rip cage가 들리지 않도록 호흡으로 조절해주며 Oblique를 사용하여 Rip cage를 안정화시켜 척추를 Neutral로 유지한다.

● Starting position

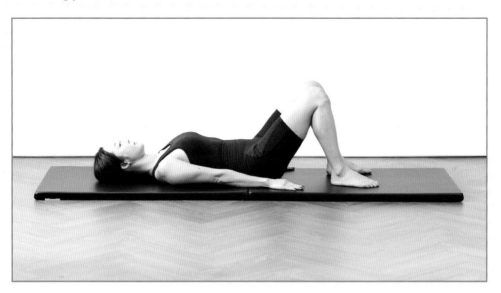

● Arms reach to ceiling

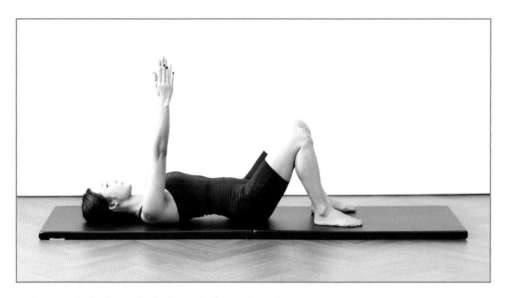

● **Arms reach overhead**

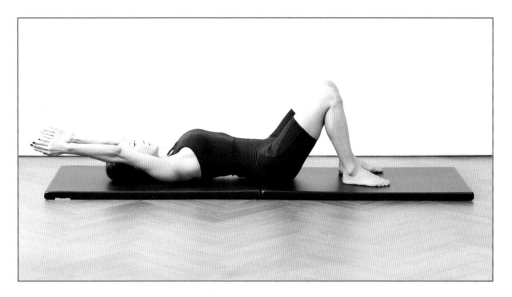

4. SCAPULAR MOVEMENT & STABILIZATION

흉곽에서 견갑골을 안정화하는 것은 경추를 지지해줄 뿐만 아니라 팔과 몸통의 연결 부위이기 때문에 매우 중요하다.

견갑골은 흉벽에 근육으로 연결되어 있으며, 뼈와 연결된 곳은 쇄골이 유일한 접합부이다. 흉곽과 척추에 직접적으로 관절을 이루며 연결되어 있지 않기 때문에, 가동성이 매우 크지만 안정성은 떨어진다.

견갑골의 안정화와 팔의 더 큰 가동 범위를 만들기 위해서는 먼저 견갑골의 움직임을 이해해야 한다.

견갑골의 6가지 움직임

거상(elevation, upward)

하강(depression, downward)

후인(retraction, inward)

전인(protraction, outward)

상방 회전(upward rotation)

하방 회전(downward rotation)

견갑골은 앞과 같이 크게 6가지 움직임이 가능하며, 이 움직임들을 복합적으로도 수행할 수 있다.
이러한 견갑골은 팔과 흉추의 움직임에 영향을 받는다.

예를 들어 팔을 머리 위로 들어 올리는 움직임 동안에는 견갑골은 자연스럽게 올라가고 상방 회전되며 흉추가 굴곡하는 동안 견갑골은 전인된다.
견갑골의 안정화가 이루어지면 견갑골 주변을 감싸고 있는 근육들을 효율적으로 활용하여 불필요한 움직임을 막고 더 정확하게 운동을 수행할 수 있기 때문에 이는, 모든 운동의 시작이며 운동을 시작하기 전에 먼저 안정화가 이루어져야 한다.

움직임의 변화를 위해서는 기본적으로 항상 견갑골의 안정화에 대해 의식해야 한다.
1) 척추를 바로 세운 상태에서 팔을 편안하게 둘 때
2) 척추를 굴곡하거나 신전할 때
3) 팔이 다양한 방향으로 움직일 때

예를 들어 매트에 누운 자세에서 상체가 굴곡할 때 견갑골 안정화를 만들어주면 목의 긴장, 견갑골의 과도한 전인, 상완골의 내회전을 막을 수 있다.
이 책의 운동 동작 설명에서 나오는 견갑골 안정화 근육은 전거근, 승모근, 능형근, 건갑거근, 소흉근에 초점이 맞춰져 있다.
견갑골의 중립 자세는 개개인의 편안한 자세와는 다르다.
이상적인 정렬 자세는 움직임을 통해 개인에 맞게 만들어주어야 한다.
앞선 기본적인 견갑골의 움직임 이해를 바탕으로 더 나은 필라테스의 움직임을 수행하게 만드는 것이 이 책의 목표다.

● **Scapular elevation & depression**

· Scapular elevation

손바닥으로 매트를 쓸어 올리는 느낌으로 어깨와 귀 사이의 공간을 좁히며 최대한 귀 방향으로 견갑골을 끌어올린다.

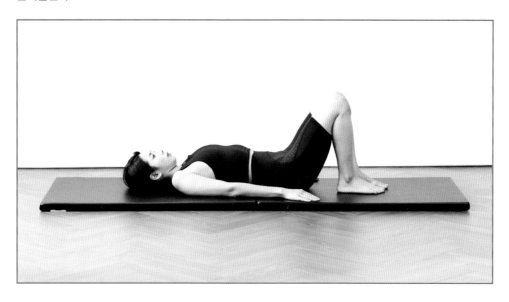

· Scapular depression

손바닥으로 매트를 쓸어내리는 느낌으로 어깨와 귀 사이의 공간을 넓히며 최대한 골반 방향으로 견갑골을 끌어내린다.

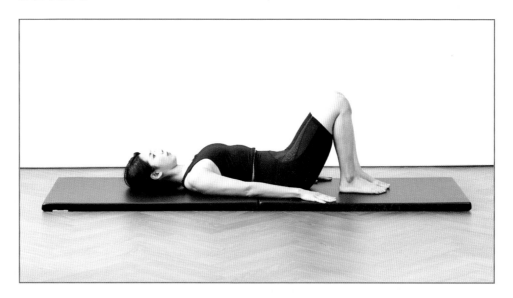

● **Protraction & retraction**

· **Neutral**

견갑골의 전인과 후인의 중간 위치이며 측면에서 견봉이 고관절, 요추, 귓볼과 일직선을 유지한다.

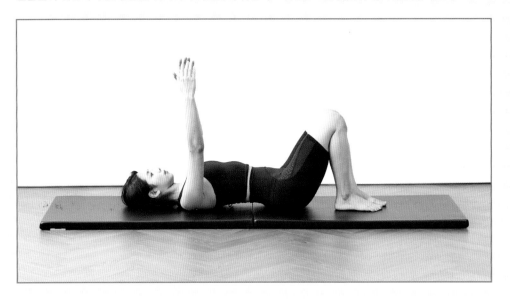

· **Protraction**

견갑골의 내측연을 척추의 극돌기와 멀어지도록 손끝을 천장 방향으로 멀리 보내며 견갑골과 척추 사이의 공간을 최대한 넓힌다.

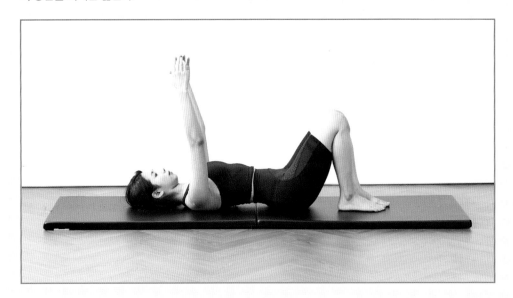

· Retraction

손끝은 천장을 향하도록 유지하며 견갑골의 내측연을 척추 방향으로 가깝게 모아주며 견갑골과 척추 사이의 공간을 최대한 좁혀준다.

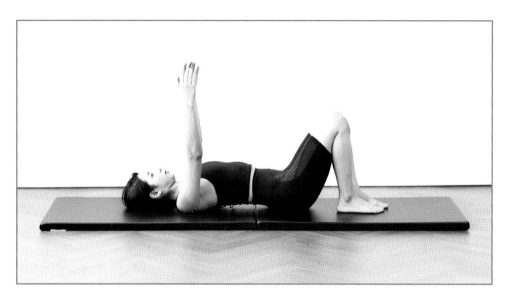

| SITTING |

· Neutral

견갑골의 전인과 후인의 중간 위치이며 측면에서 견봉이 고관절, 요추, 귓볼과 일직선을 유지한다.

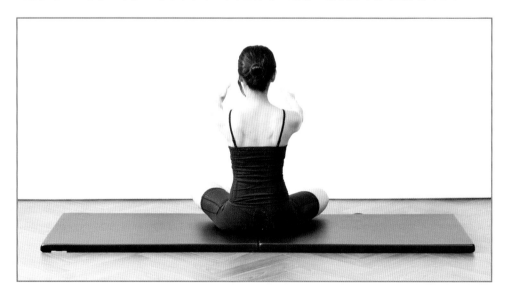

· Protraction

견갑골의 내측연을 척추의 극돌기와 멀어지도록 손끝을 전방으로 멀리 뻗어 견갑골과 척추 사이의 공간을 최대한 넓힌다.

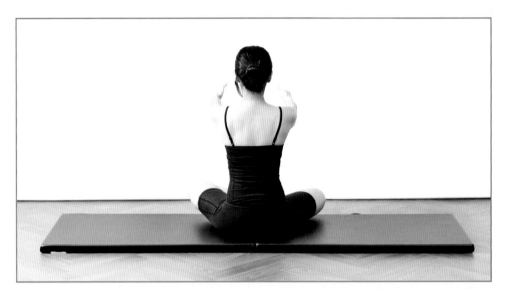

· Retraction

팔은 어깨높이만큼 유지하며 견갑골의 내측연을 척추 방향으로 가깝게 모아 견갑골과 척추 사이의 공간을 최대한 좁혀준다.

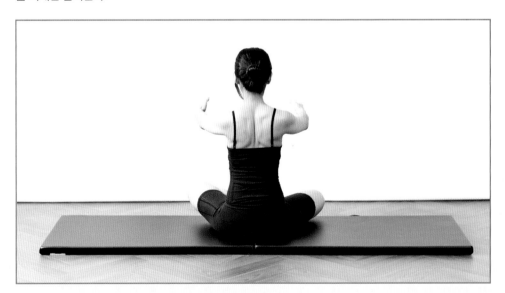

5. HEAD & CERVICAL PLACEMENT

Head와 Cervical의 Neutral은 정면에서 보았을 때 코끝과 턱 끝, Sternum이 같은 선상에 정렬되어 있다. 머리가 어깨 정가운데 있으며 측면에서 보았을 때 귓볼이 어깨와 수직선상에 있고, Cervical이 자연스러운 전방 경사를 이루고 있는 모습이다.

경추는 자연스러운 곡선을 유지해야 하고 두개골은 수직일 때 어깨 위에서 균형을 잡는다.
이러한 경추와 두개골의 정렬은 모든 운동의 시작 자세에서 유지되어야 한다.
만약 자세가 척추후만증이거나 목이 앞으로 나와 있다면 누운 자세에서 경추에 쿠션이나 베게를 받쳐서 경추에 과신전이나 불필요한 긴장이 되지 않게 해주며, 목과 어깨의 과긴장을 해소하기 위해 바른 위치를 찾아주는 것이 중요하다.
경추는 굴곡, 신전, 외측 굴곡, 회전 움직임 동안 언제나 흉추와 같은 선상에서 움직인다.
Cranio-vertebral flexion(head nods)는 C1~C2에서만 일어나는 작은 움직임으로, Cervical의 Dynamic stability(동적 안정성)를 찾기 위해 활용한다.
상체를 Flexion할 때 주로 사용하며, 이때 턱을 너무 깊게 누르지 않는다.
이상적인 움직임은 흉추 굴곡의 움직임 동안 언제든 적용되어야 한다.
누워 있는 상태에서 상체를 굴곡할 때, 흉추의 굴곡에 집중하며 경추의 과도한 굴곡이 일어나지 않게 한다.
이상적인 경추 굴곡은 턱을 너무 깊게 숙이지 않고 턱과 가슴 사이에 충분한 공간이 유지되어야 한다.

● **Neutral cervical alignment**

매트와 목 사이의 공간이 유지되며 머리를 정수리 방향으로 길게 늘린다.

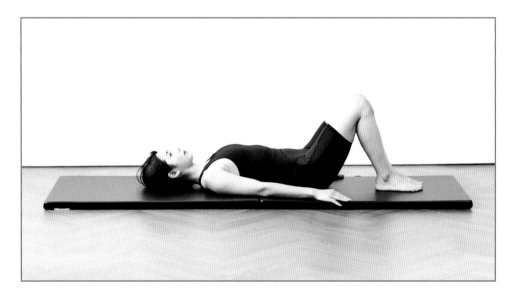

● Cranio-vertebral flexion

뒷목을 길게 늘리며 턱을 가슴 쪽으로 당겨 유지한다.

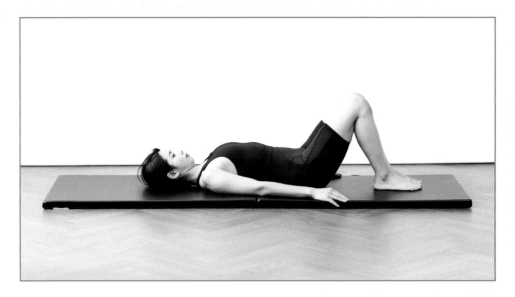

● Correct upper body flexion

머리와 목 사이의 공간을 유지하며 상체를 견갑골까지 올려 상부 흉추에 굴곡을 만든다.

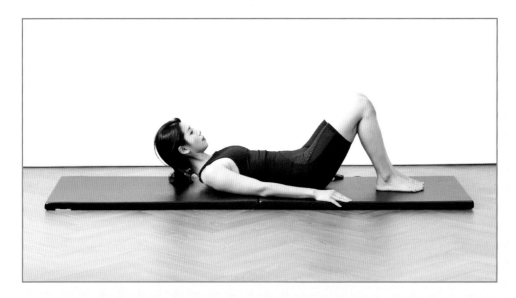

● **Overextension of cervical**

상부 흉추를 굴곡하며 머리를 과도하게 신전한 상태이다.

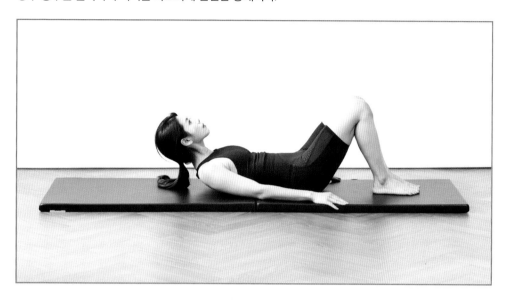

● **Overflexion of cervical**

상부 흉추를 굴곡하며 머리를 과도하게 굴곡한 상태이다.

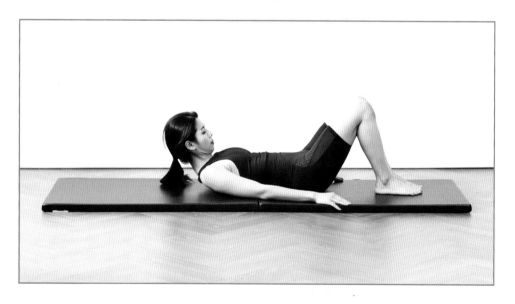

엎드려 있는 상태에서 상체를 신전할 때 경추는 흉추와 일직선이 되게 들어 올리며 경추의 과신전 또는
과도한 압박이 되지 않게 주의해야 한다.

시선 또한 경추의 위치에 영향을 준다.

누운 자세에서 상체를 굴곡할 때 경추의 적절한 정렬을 유지하기 위해 또는 시선의 위치에 따라 경추의 적절한 정렬을 유지하기 위해 굴곡의 정도를 적절하게 조절할 수 있다. 흉추 신전에서도 동일하게 한다. 모든 움직임에서 시선의 위치는 머리, 경추, 흉추가 바른 정렬을 유지하기 위해서 확실하게 해야 하며 머리의 바른 정렬을 통해서 좀 더 편안한 경추를 만드는 데 목표가 있다.

● Correct upper body extension

머리는 몸통과 일직선을 유지하며 상체를 신전하는 동안 골반의 중립을 유지하려고 한다.

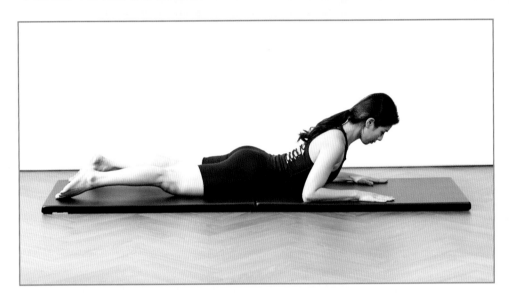

● Overextension of cervical

상체를 신전하며 경추를 과도하게 신전한 상태이다.

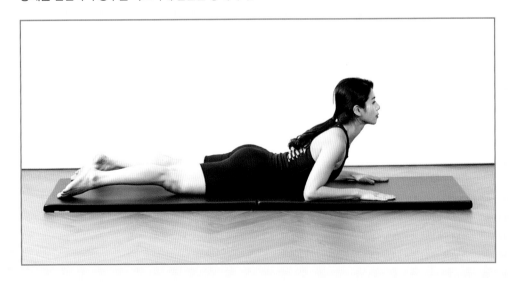

● Overflexion of cervical

상체를 신전하며 경추를 과도하게 굴곡한 상태이다.

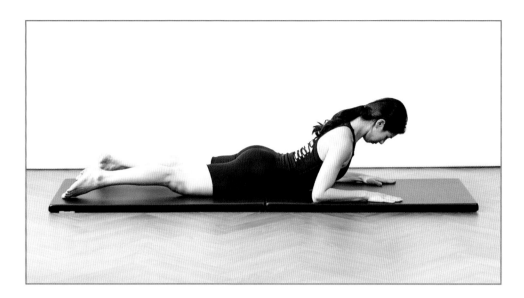

LADDER BARREL

1. 부위별 명칭

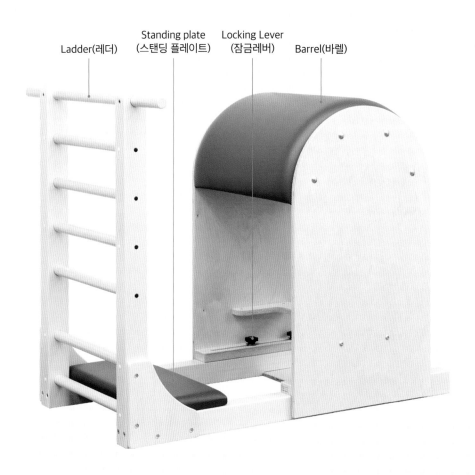

Ladder(레더)　　Standing plate
　　　　　　　(스탠딩 플레이트)　　Locking Lever
　　　　　　　　　　　　　　　　(잠금레버)　　Barrel(바렐)

2. 세팅 방법

고객의 신장에 맞춰 Barrel과 Ladder 사이의 거리를 조절한다.

3. 주의 사항 및 관리

Barrel의 사이드 볼트가 조여져 있는지 확인한다.

STRETCH
BALLET STRETCH

반복 횟수
각 **1** 회

- **운동 목표**: 몸통과 고관절 주변 근육을 다양한 방향으로 늘려 가동 범위를 확보한다.
- **목표 근육**: 복사근, 기립근, 고관절 신전근, 대퇴사두근, 고관절 외회전근

- **시작 자세**: Standing / Neutral
  Ladder에 엉덩이를 대고, Barrel을 바라보고 서서 준비한다.
  하지: 한쪽 다리의 종아리를 Barrel 위에 올려 정면을 향해 곧게 펴고, 반대쪽 다리는 바닥을 지지한다. 두 다리 모두 고관절을 약간 외회전하여 Plantar flexion을 만든다.
  상지: Ladder 측면부나 핸들에 손바닥을 대고 지지한다.

Neutral Cervica

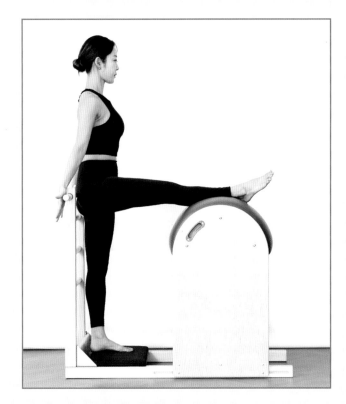

Inhale: 척추를 길게 세워 준비한다.

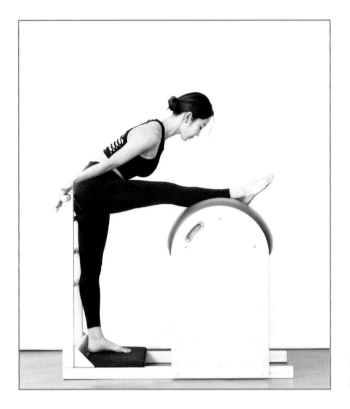

Exhale: 척추를 곧게 편 상태로 Barrel을 향해 상체를 숙인다.

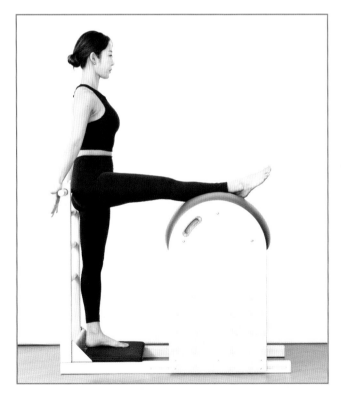

Inhale: 상체 세워 올려 시작 자세로 돌아간다.

Lateral Flexion

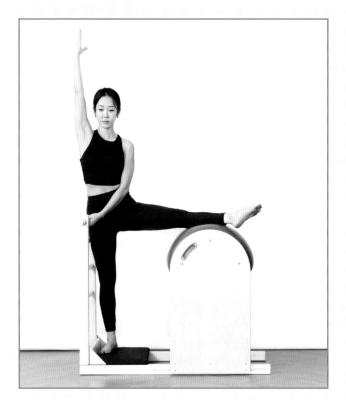

Inhale: Ladder와 가까운 쪽
팔은 천장 방향으로 뻗어 올리
고, 반대쪽 팔은 몸통 앞을 지나
Ladder의 가장 위쪽 가로대를
잡는다.

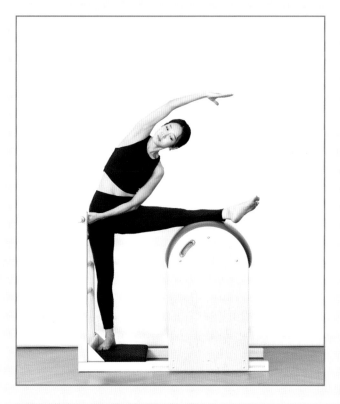

Exhale: Barrel 방향으로 상체
를 외측 굴곡한다.

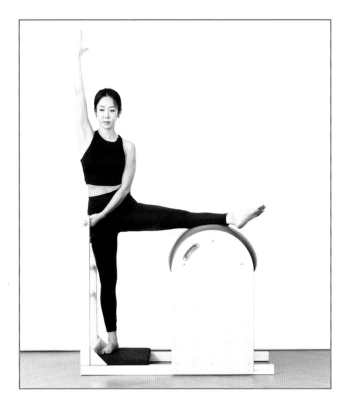

Inhale: 요추부터 차례로 척추를 똑바로 세운다.

Bend & Stretch

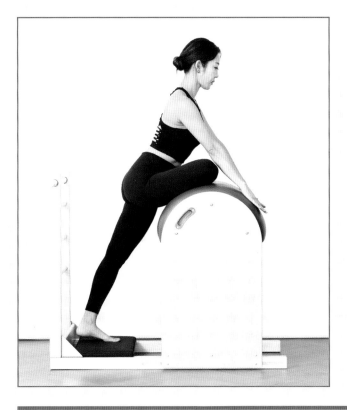

Inhale: 한쪽 다리의 무릎을 접어 Barrel 위에 ㄱ자 형태로 올리고 골반 앞면을 Barrel에 기댄다. 양팔은 어깨너비로 벌려 손을 Barrel 위에 올려둔다.

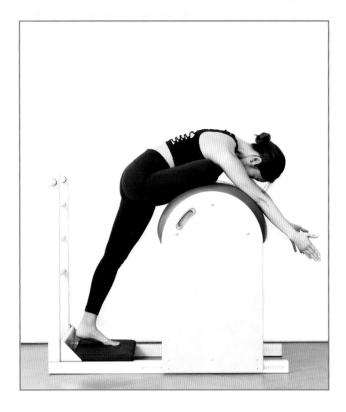

Exhale: 손이 Barrel을 타고 내려가는 느낌으로 상체를 앞으로 숙인다.

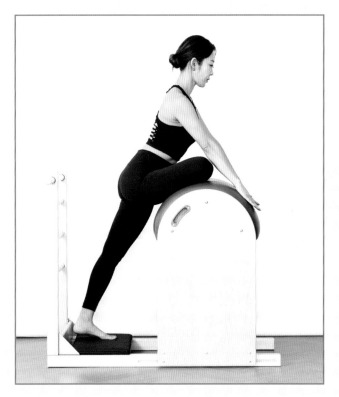

Inhale: 상체 세워 올려 시작 자세로 돌아간다.

● 주의 사항

1. 골반이 한쪽으로 치우치거나 기울지 않도록 유의한다.
2. 고관절, 무릎, 발목으로 이어지는 정렬을 바르게 유지한다.
3. 무릎의 과신전을 주의한다.

● 변형 동작

1. **다리 외회전 없이 동작하기**
    Forward와 Back은 다리를 11자로 정렬하고 동작할 수 있다. Lateral flexion 동작에서는 반드시 다리가 외회전되어 있어야 한다.

2. **발 밑에 쿠션, Extender, Box 받치기**
    고관절의 유연성이 떨어지는 경우, 지지하는 다리의 위치를 높여준다.

CONTENTS

1

FEET ON LADDER

2

HAND ON LADDER

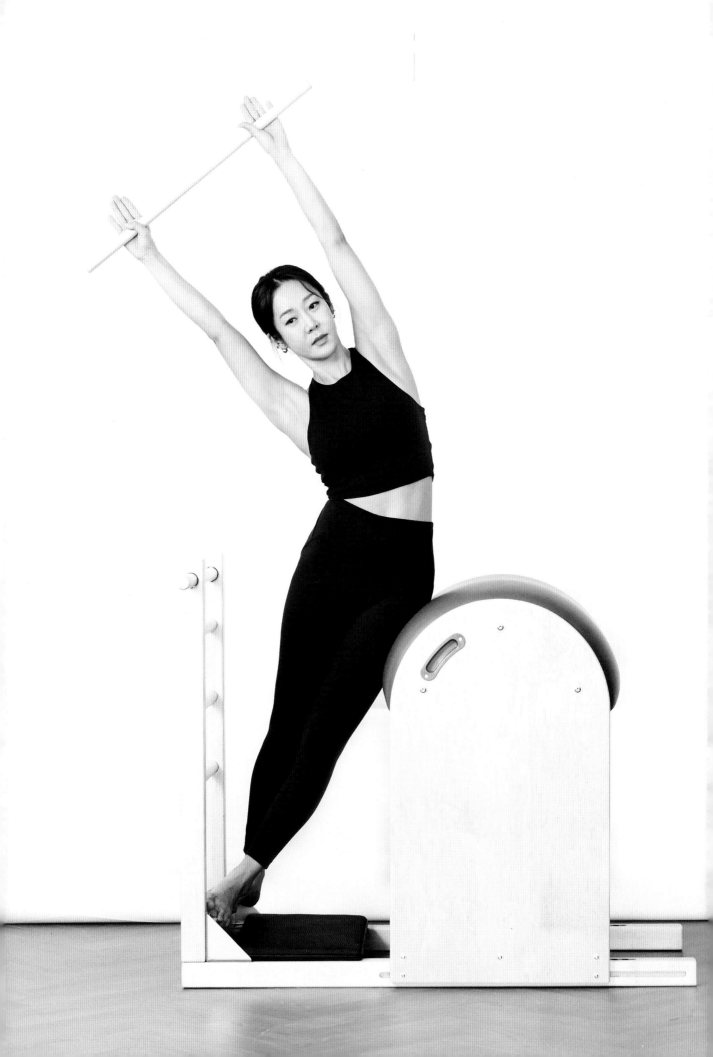

1

FEET ON LADDER

PILATES BARREL

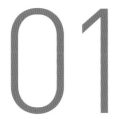

OBLIQUE WITH
FLEXION

● **운동 목표**: 척추의 회전, 굴곡 운동을 동시에 진행하여 가동성을 높이고, 다양한 면에서 움직임이 일어나는 동안 골반을 안정화하는 능력을 향상시킨다.

● **목표 근육**: 복사근, 기립근, 복직근, 요방형근

● **시작 자세**: Standing / Neutral
측면을 바라보고 골반을 Barrel 앞쪽에 기대듯 지지하여 정수리부터 발뒤꿈치까지 사선으로 일직선의 상태로 준비한다.

하지: 두 다리를 서로 교차하듯, 아래쪽 발은 Ladder 가장 아래쪽 가로대의 앞쪽 끝, 반대쪽 발은 뒤쪽 끝에 발바닥을 올려 지지한다.

상지: 팔꿈치를 굽혀 손등을 포개 이마 앞에 둔다.

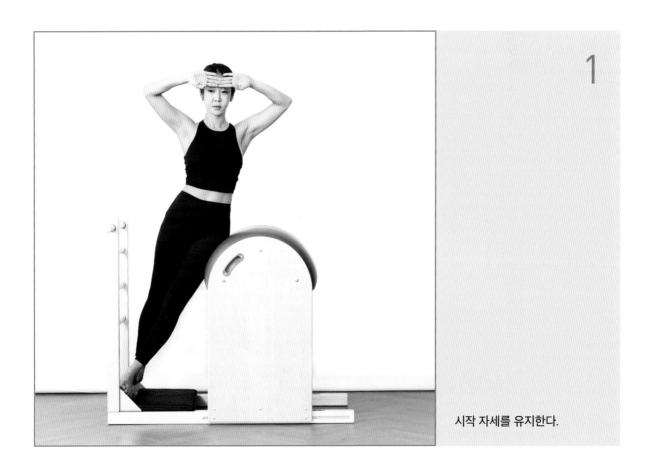

1

시작 자세를 유지한다.

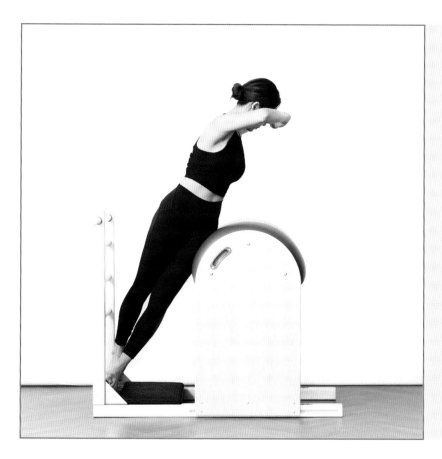

Inhale: 상체를 Barrel 방향으로 회전하여 가슴과 얼굴이 Barrel 을 바라본다.

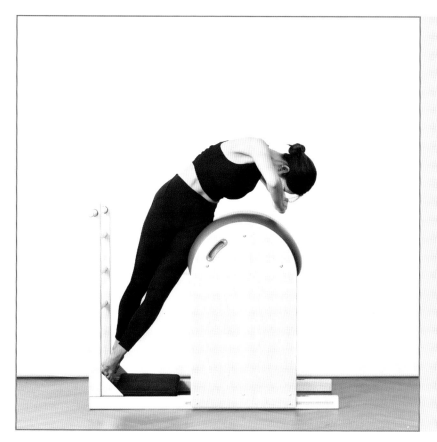

Exhale: 흉추를 앞으로 굴곡하 여 등을 둥글게 만든다.

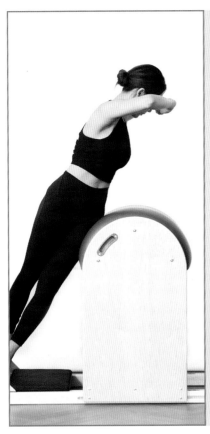
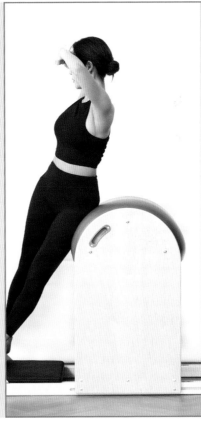

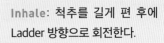
Inhale: 척추를 길게 편 후에
Ladder 방향으로 회전한다.

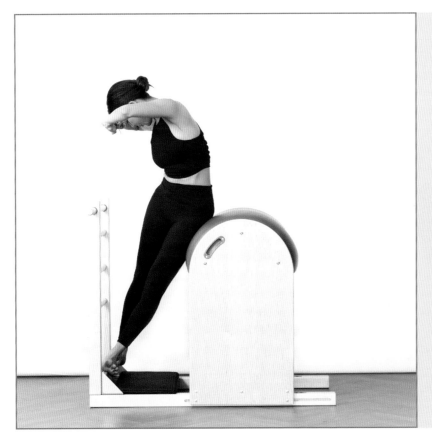

Exhale: 흉추를 앞으로 굴곡하
여 등을 둥글게 만든다.

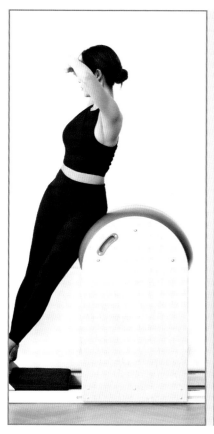
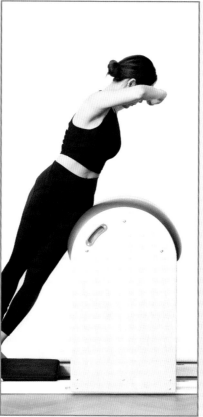

Inhale: 척추를 길게 편 후에
Barrel 방향으로 회전한다.

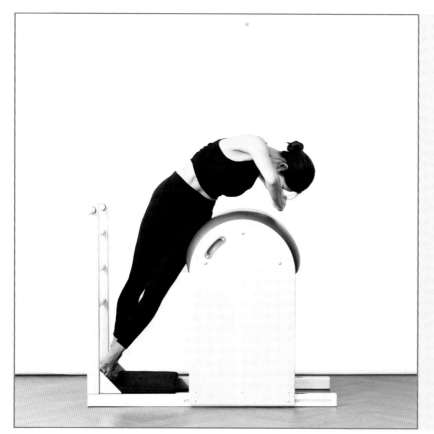

Exhale: 흉추를 앞으로 굴곡하여
등을 둥글게 만든다.

▶5회 반복

● 주의 사항

1. 척추를 회전하고 굴곡할 때 복사근의 사용을 인지한다.
2. 목과 어깨에 과긴장이 발생하지 않도록 주의하며, 움직임이 어깨에서 먼저 일어나지 않고 요추의 회전으로 시작할 수 있도록 한다.
3. 양방향으로 척추를 회전한다.

● 변형 동작

손바닥을 뒤통수에 대고 동작하기

02 SIDE BEND

● **운동 목표**: 척추의 외측 굴곡을 만들어 내는 복사근을 강화하고, 상체의 무게를 지탱하는 하지와 골반의 안정성을 찾는다.

● **목표 근육**: 복사근, 기립근, 복직근, 요방형근

● **시작 자세**: Standing / Neutral

측면을 바라보고 골반 옆면을 Barrel의 Apex보다 약간 아래에 지지한다. 상체는 위로 세운 상태로 준비한다.

하지: 두 다리를 서로 교차하듯, 아래쪽 발은 Ladder 가장 아래쪽 가로대의 앞쪽 끝, 반대쪽 발은 뒤쪽 끝에 발바닥을 올려 지지한다.

상지: 양손으로 Pole을 잡고 머리 위로 들어 올린다.

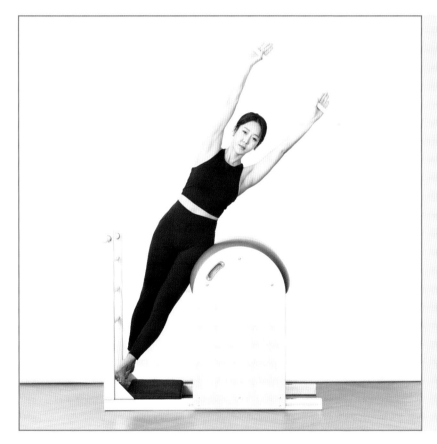

1

Inhale: 상체를 Barrel 방향으로 기울여 정수리부터 발뒤꿈치까지 사선으로 일직선을 이룬다.

● **주의 사항**

1. 동작 중 골반이나 척추에 회전, 굴곡, 신전 등이 일어나지 않아야 한다. 관상면에서만 움직임이 일어나도록 집중한다.

2. 척추의 외측 굴곡을 만드는 동안 흉추에서 경추로 이어지는 곡선에 유의하여 목과 어깨에 과긴장이 발생하지 않도록 유의한다.

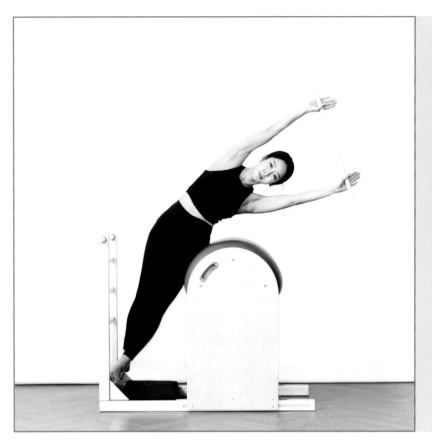

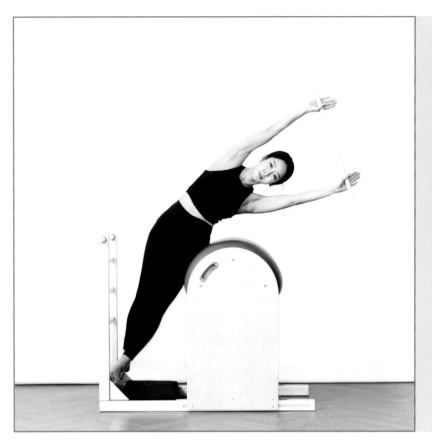

2

Exhale: 옆구리를 조이듯, 상체를 Barrel 방향으로 외측 굴곡한다.

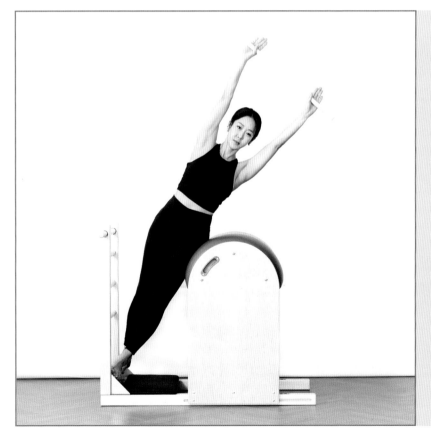

3

Inhale: 다시 상체를 세워 정수리부터 발뒤꿈치까지 사선으로 일직선을 이룬다.

1. 동작 중 골반이나 척추에 회전, 굴곡, 신전 등이 일어나지 않아야 한다. 관상면에서만 움직임이 일어나도록 집중한다.
2. 척추의 외측 굴곡을 만드는 동안 흉추에서 경추로 이어지는 곡선에 유의하여 목과 어깨에 과긴장이 발생하지 않도록 유의한다.

● 변형 동작

1. 발 위치 바꾸기

발을 Ladder 맨 아래 가로대에 지지하고 동작하여 복사근의 부담을 줄인다.

2. 팔 위치 바꾸기

Poel을 사용하지 않고 위쪽 팔은 천장 방향으로 뻗고, 아래쪽 팔은 몸통을 감싼다.

혹은 손등을 이마에 대고 동작하여 복사근의 부담을 줄인다.

3. 가동 범위 늘리기

골반의 위치를 유지할 수 있는 위치까지 Barrel 쪽으로 외측 굴곡한 후 Ladder 쪽으로도 외측 굴곡한다.

03 SWAN DIVE

- **운동 목표**: 척추의 굴곡과 신전을 반복하는 동안 상체의 무게를 들어 올리는 척추기립근을 강화하고, 동시에 무릎과 고관절의 굴곡과 신전을 더하여 신체의 협응력을 향상시킨다.
- **목표 근육**: 척추기립근, 고관절 신전근, 대퇴사두근

- **시작 자세**: *Prone / Imprint*
  전상장골극이 Barrel의 정상보다 약간 아래에 닿도록 Barrel 위에 엎드린 후 상체를 완전히 앞으로 늘어뜨려 힘을 뺀 상태로 준비한다.
  하지: 두 다리는 골반 넓이로 벌려 외회전하여 발뒤꿈치를 Ladder의 네 번째 가로대에, 앞꿈치는 5번째 가로대에 지지한다. 무릎은 자연스럽게 구부린다.
  상지: 손끝이 바닥을 향하도록 늘어뜨린다.

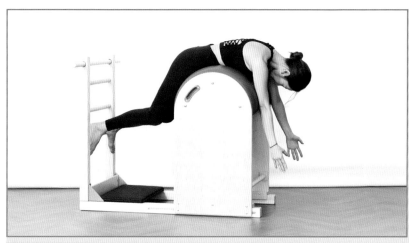

1

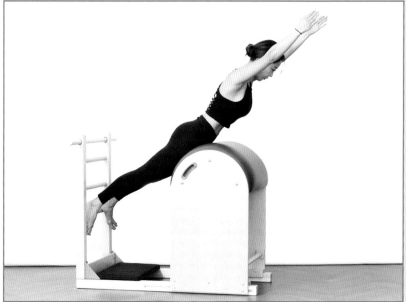

Inhale: 무릎을 펴고 동시에 상체를 들어 올리며 척추를 곧게 펴서 정수리부터 발뒤꿈치까지 사선으로 일직선의 형태를 만든다. 팔은 귀 옆에서 사선 위로 곧게 뻗고, 손바닥은 서로 마주보도록 한다.

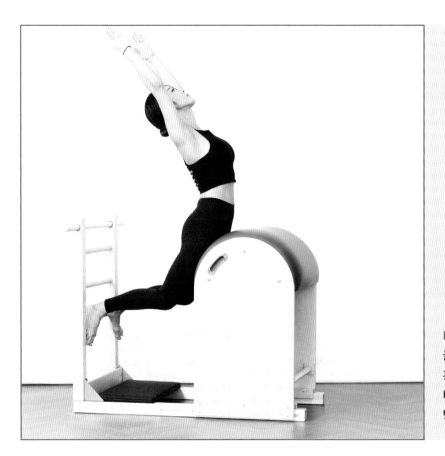

Exhale: 무릎을 구부리며 가슴을 천장 방향으로 끌어올리듯, 흉추를 신전한다. 팔은 어깨너비보다 조금 더 넓게 벌려 천장 방향으로 들어 올린다.

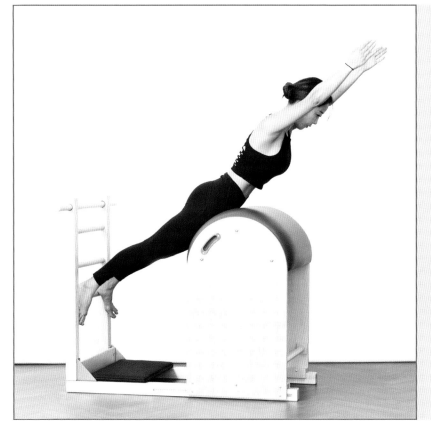

Inhale: 무릎을 펴고 다시 정수리부터 발뒤꿈치까지 사선으로 일직선의 형태를 만든다. 팔은 귀 옆에서 사선 위쪽 방향으로 곧게 뻗는다.

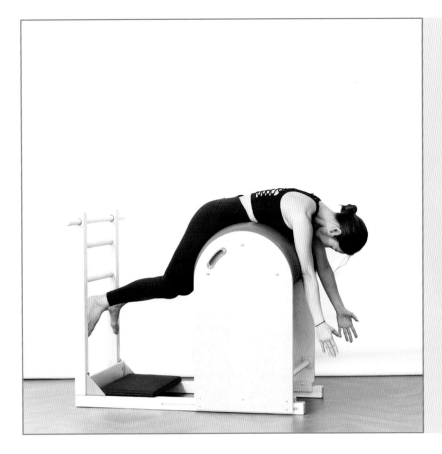

Exhale: 무릎을 접으며 상체를 앞으로 늘어뜨려 시작 자세로 돌아간다.

▶1회 반복

● **주의 사항**

1. 요추에서 과신전이 일어나지 않도록 복부 근육의 연결을 유지한다.
2. 척추의 굴곡과 신전을 동일한 범위로 반복해야 한다. 회차가 반복되며 요추나 경추, 혹은 무릎이 과신전되지 않도록 유의한다.

● **변형 동작**

1. **Prep1. 무릎을 구부린 상태로 전체를 동작하며 손등을 이마에 댄다.**
   Inhale: 무릎을 굽힌 상태로 상체를 들어 올려 정수리가 대각선 위쪽 방향을 향하도록 척추를 곧게 편다.
   Exhale: 엉덩이를 살짝 끌어내리며 척추를 신전한다. 가슴을 열고 골반은 약간 후방 경사를 이룬다.
   Inhale: 다시 척추를 곧게 펴 정수리가 대각선 위쪽 방향을 향한다.
   Exhale: 상체를 앞으로 숙여 시작 자세로 돌아간다.

2. **Prep2. 척추 신전 없이 동작한다.**
   Inhale: 무릎을 펴고 상체를 들어 올려 정수리부터 발뒤꿈치까지 사선으로 일직선을 이룬다.
   Exhale: 무릎을 굽히고 상체를 앞으로 늘어뜨려 시작 자세로 돌아간다.

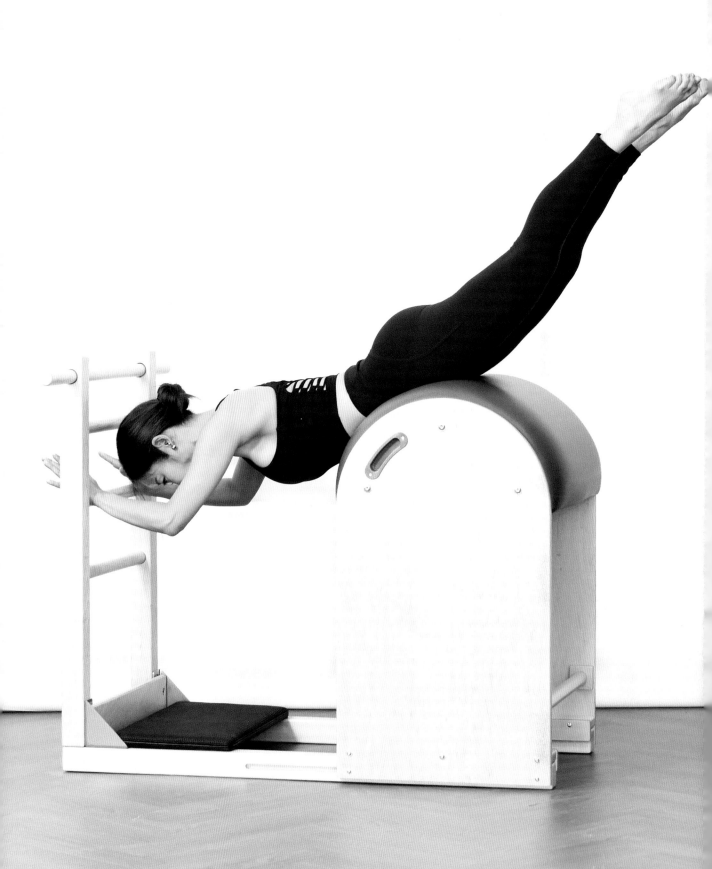

2

HAND ON LADDER

PILATES BARREL

04 LOWER & LIFT

반복 횟수
5~10회

● **운동 목표**: 하지의 무게를 들어 올리는 고관절 신전근을 강화하고, 움직임이 일어나는 동안 견갑골을 안정화하고 몸통에 실리는 하중을 견디는 상지와 어깨 주변 근육의 지구력을 향상시킨다.

● **목표 근육**: 광배근, 상완삼두근, 대둔근, 햄스트링

● **시작 자세**: Prone / Neutral
머리가 Ladder 방향을 향하도록 Barrel 위에 엎드려서 준비한다. 전상장골극이 Apex에 닿는다. 머리가 발보다 조금 더 낮게 위치하며, 정수리부터 발끝까지 사선으로 일직선을 이룬다.

하지: 두 다리를 11자로 모아 발목은 Plantar flexion한다. 골반을 Neutral로 유지할 수 있는 높이까지 다리를 들어 올린다.

상지: Ladder의 4번째 가로대(신장에 따라 위치 조정)를 어깨너비 간격으로 잡고 지지한다.

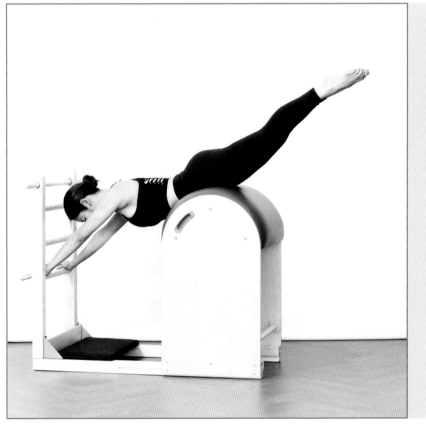

1

시작 자세를 유지한다.

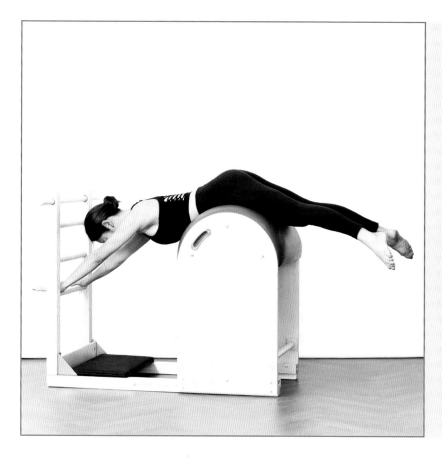

Inhale: 요추가 움직이지 않는 범위 안에서 다리의 높이를 낮춘다.

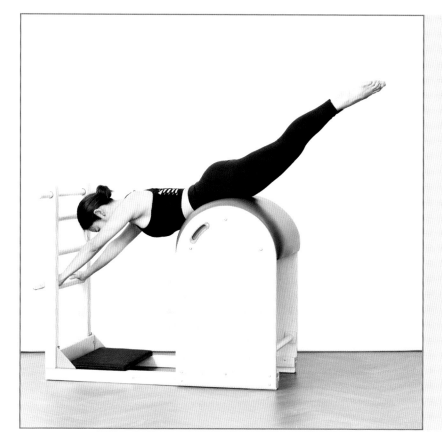

Exhale: 다리를 시작 위치까지 다시 들어 올린다.

1. 골반의 안정화에 집중하며, 요추의 과신전에 주의한다.
2. 목과 어깨에 과긴장이 발생하지 않도록 유의한다.

● 변형 동작

1. **다리 약간 벌리고 동작하기**
   골반의 안정성이 떨어질 경우 적용할 수 있다.
2. **다리 외회전하여 진행하기**
   고관절 외회전근의 사용을 강조할 수 있다.

05 LEG CIRCLE

반복 횟수
각 방향 8회

● **운동 목표**: 고관절의 회전 운동을 진행 하는 동안 고관절 신전근과 내·외전근 을 강화하고, 몸통에 실리는 하중을 견 디는 상지와 어깨 주변 근육의 지구력 을 향상시킨다.

● **목표 근육**: 광배근, 상완삼두근, 고관절 신전근, 내전근, 외전근

● **시작 자세**: Prone / Neutral

머리가 Ladder 방향을 향하도록 Barrel 위에 엎드려서 준비한다. 전상장골극이 Apex 에 닿는다. 머리가 발보다 조금 더 낮게 위치하며, 정수리부터 발끝까지 사선으로 일직 선을 이룬다.

하지: 두 다리를 11자로 모아 발목은 Plantar flexion한다. 골반을 Neutral로 유지할 수 있는 높이까지 다리를 들어 올린다.

상지: Ladder의 4번째 가로대(신장에 따라 위치 조정)를 어깨너비 간격으로 잡고 지지 한다.

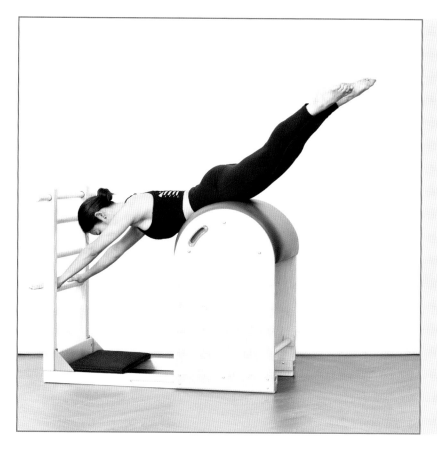

1

시작 자세를 유지한다.

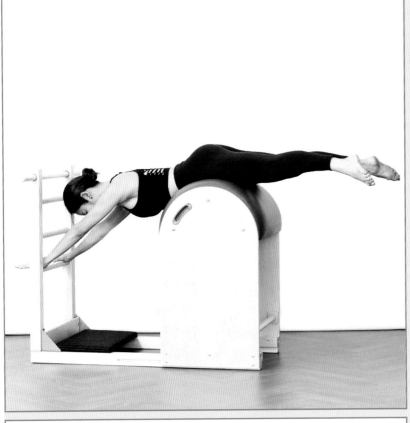

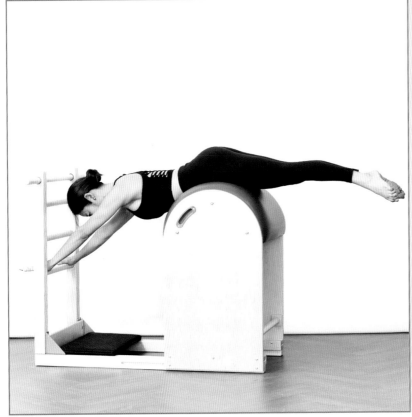

Inhale: 다리를 양옆으로 약 45도 벌려 아래쪽으로 원을 그리듯 내려가 두 발을 붙인다.

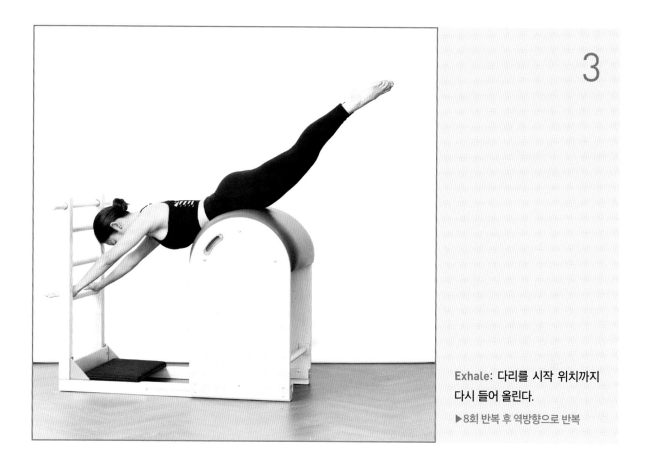

Exhale: 다리를 시작 위치까지
다시 들어 올린다.
▶8회 반복 후 역방향으로 반복

● **주의 사항**

1. 골반의 안정화에 집중하며, 요추의 과신전에 주의한다.
2. 목과 어깨에 과긴장이 발생하지 않도록 유의한다.

● **변형 동작**

1. **다리 약간 벌리고 동작하기**
   골반의 안정성이 떨어질 경우 적용할 수 있다.

2. **다리 외회전하여 진행하기**
   고관절 외회전근의 사용을 강조할 수 있다.

06 SCISSORS

반복 횟수
4회

- **운동 목표**: 하지가 시상면에서 서로 교차하는 비대칭적인 움직임을 진행하는 동안 몸통과 골반의 안정성을 유지한다. 하체의 무게를 들어 올리는 고관절 신전근과 몸통에 실리는 하중을 견디는 상지와 어깨 주변 근육의 지구력을 향상시킨다.
- **목표 근육**: 광배근, 상완삼두근, 고관절 신전근

- **시작 자세**: Prone / Neutral
  머리가 Ladder 방향을 향하도록 Barrel 위에 엎드려서 준비한다. 전상장골극이 Apex에 닿는다. 머리가 발보다 조금 더 낮게 위치하며, 정수리부터 발끝까지 사선으로 일직선을 이룬다.
  하지: 두 다리를 11자로 모아 발목은 Plantar flexion한다. 골반을 Neutral로 유지할 수 있는 높이까지 다리를 들어 올린다.
  상지: Ladder의 4번째 가로대(신장에 따라 위치 조정)를 어깨너비 간격으로 잡고 지지한다.

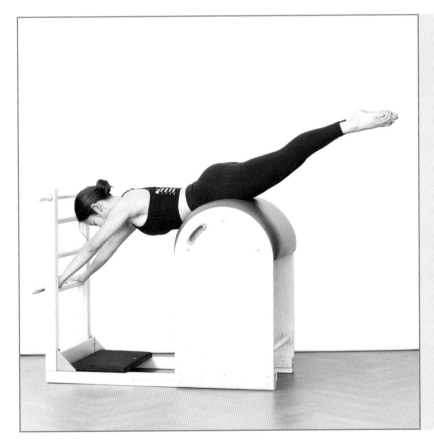

1

Inhale: 시작 자세를 유지하며 준비한다.

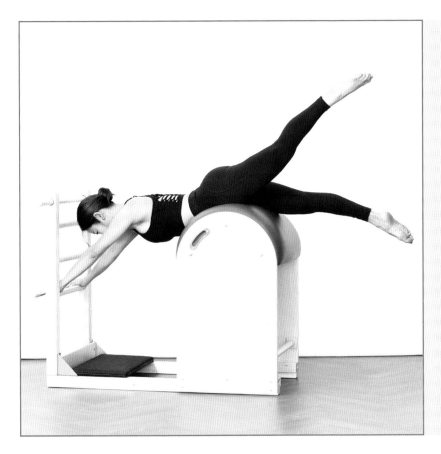

2

Exhale: 물장구를 치듯 두 다리를 상하로 5회 교차한다.

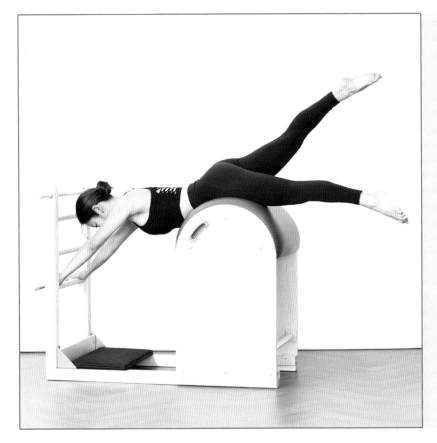

3

Inhale: 가동 범위를 동일하게 유지하며 두 다리를 상하로 5회 더 교차한다.

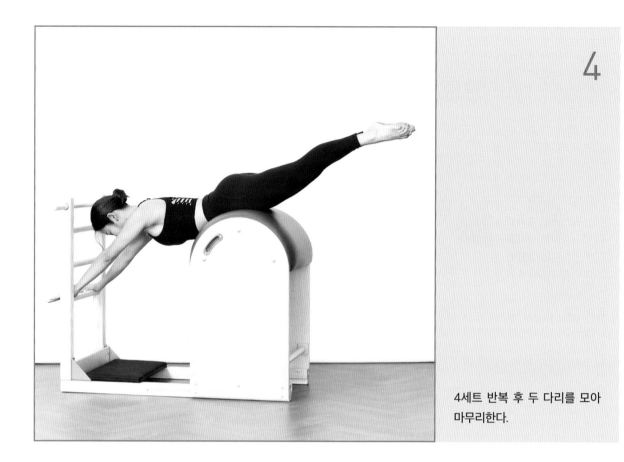

4

4세트 반복 후 두 다리를 모아
마무리한다.

● **주의 사항**

1. 요추가 과신전되지 않게 유의하며 고관절에서만 움직임이 일어나도록 집중한다.
2. 견갑골을 안정화하여 목과 어깨의 과긴장을 방지한다.
3. 다리를 교차하는 동안 골반이 회전하거나 한쪽으로 기울지 않도록 유의한다.

● **변형 동작**

1. **천천히 동작하기**
   Inhale: 준비한다.
   Exhale: 두 다리를 위아래로 벌린다.
   Inhale: 두 다리를 모은다.

2. **빠르게 동작하기**
   2배속으로 동작하여 난이도를 높인다.

3. **다리 외회전하여 진행하기**
   고관절 외회전근의 사용을 강조할 수 있다.

4. **스타카토 호흡하기**
   다리를 교차할 때마다 호흡을 짧게 끊어 동작의 흐름에 따른 호흡 패턴을 연습한다.

07 BEATS

반복 횟수
4회

- **운동 목표**: 하지가 내전을 빠르게 반복하는 동안 몸통과 골반의 안정성을 유지한다. 하체의 무게를 들어 올리는 고관절 신전근과 몸통에 실리는 하중을 견디는 상지와 어깨 주변 근육의 지구력을 향상시킨다.
- **목표 근육**: 광배근, 상완삼두근, 고관절 신전근, 고관절 외회전근, 내전근, 외전근

- **시작 자세**: Prone / Neutral
  머리가 Ladder 방향을 향하도록 Barrel 위에 엎드려서 준비한다. 전상장골극이 Apex에 닿는다. 머리가 발보다 조금 더 낮게 위치하며, 정수리부터 발끝까지 사선으로 일직선을 이룬다.
  하지: 두 다리를 외회전한 상태로 모아 발목은 Plantar flexion한다. 골반을 Neutral로 유지할 수 있는 높이까지 다리를 들어 올린다.
  상지: Ladder의 4번째 가로대(신장에 따라 위치 조정)를 어깨너비 간격으로 잡고 지지한다.

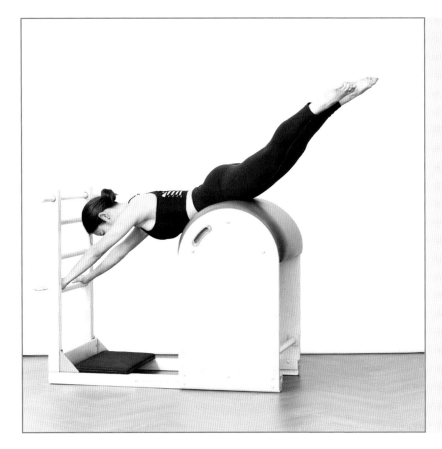

1

Inhale: 발뒤꿈치로 작게 박수를 치듯 짧게 붙였다 떼기를 4회 반복한다.

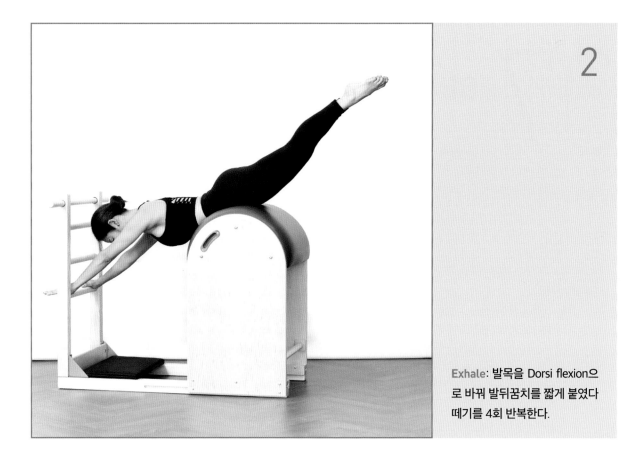

Exhale: 발목을 Dorsi flexion으로 바꿔 발뒤꿈치를 짧게 붙였다 떼기를 4회 반복한다.

● **주의 사항**

1. 고관절의 신전 상태를 유지하여 발의 높이가 낮아지지 않도록 한다.
2. 요추가 과신전되지 않게 유의하며 고관절에서만 움직임이 일어나도록 집중한다.
3. 견갑골을 안정화하여 목과 어깨의 과긴장을 방지한다.

● **변형 동작**

1. 다리 11자 정렬로 동작하기

2. Exhale에만 동작하기

    복부와 내전근 연결성 유지에 도움을 준다.

    Inhale(짧은 호흡): 두 다리를 양옆으로 벌린다.

    Exhale: 발뒤꿈치로 작게 박수를 치듯, 짧게 붙였다 떼기를 4회 반복한다.

3. Plantar로 전체 동작하기

    협응력이 부족한 경우 동작이 익숙해질 때까지 발목을 Dorsi flexion하지 않고 진행한다.

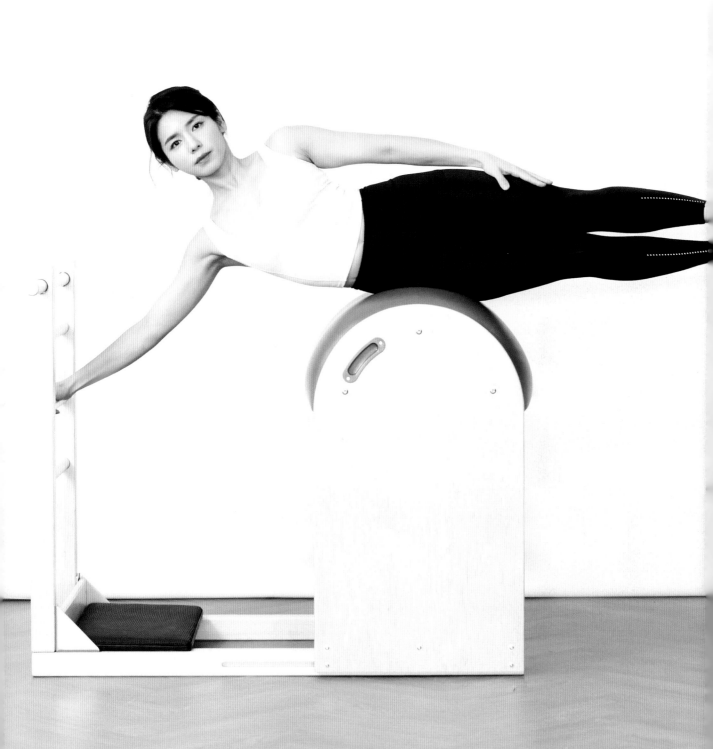

3

SIDE LYING

08 SIDE LEG LIFT

- **운동 목표**: 하지의 외전 운동을 진행하는 동안 골반과 몸통, 견갑의 안정성을 높인다.
- **목표 근육**: 복사근, 다열근, 상완삼두근, 고관절 신전근, 외전근

- **시작 자세**: Side-lying / Neutral
  골반의 측면이 Apex에 닿도록 옆으로 누워 정수리부터 발끝까지 일직선이 되도록 정렬한다.
  하지: 두 다리를 골반 높이에서 11자로 모아 Plantar flexion한다.
  상지: 아래쪽 손은 어깨보다 앞에서 Ladder의 3번째 가로대를(신장에 따라 조절) 잡고 팔꿈치는 약간 구부린다. 위쪽 팔은 몸통 옆으로 붙여 곧게 편다.

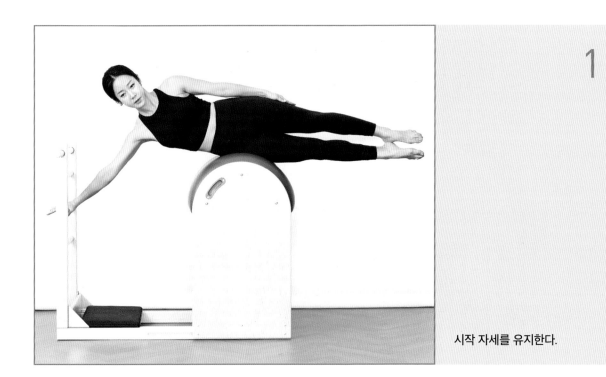

1

시작 자세를 유지한다.

● **주의 사항**

1. 동작을 진행하는 동안 다리의 11자 정렬을 유지한다.
2. 요추가 과신전되지 않게 유의하며 고관절에서만 움직임이 일어나도록 집중한다.
3. 견갑골을 안정화하여 목과 어깨의 과긴장을 방지한다.

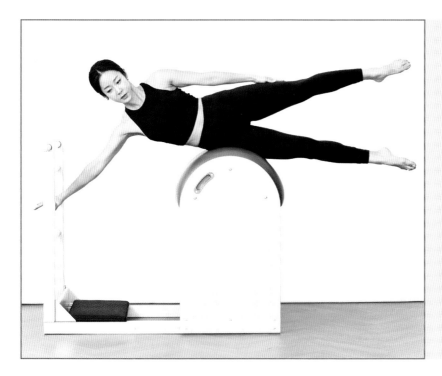

Inhale: 골반의 안정성을 유지
할 수 있는 위치까지 위쪽 다리
를 들어 올린다.

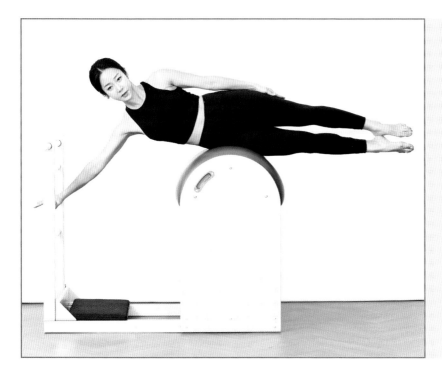

Exhale: 아래쪽 다리는 유지하
고 위쪽 다리는 시작 위치까지
내린다.

● 변형 동작

위쪽 손 몸통 앞에서 Barrel에 지지하기
균형을 잡기 쉬워진다.

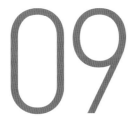

SCISSORS

- **운동 목표**: 몸통과 지지하는 팔, 골반의 안정화를 유지하면서 다리를 움직이는 동작이다.
- **목표 근육**: 견갑골 안정화 근육, 외전근, 내전근, 상완삼두근, 고관절 굴곡근, 대둔근, 슬곡근

- **시작 자세**: Side-lying / Neutral
  Barrel 위에 옆으로 누워 Ladder 쪽으로 머리를 두고, 골반의 측면은 Apex에 놓는다.
  하지: 두 다리는 곧게 뻗으며, 발목은 Plantar flexion하여 몸통과 일직선으로 유지한다.
  상지: 아래쪽 팔은 적절한 높이의 가로대를 잡고 팔꿈치를 약간 구부리며, 위쪽 팔은 대퇴의 옆면에 놓는다.

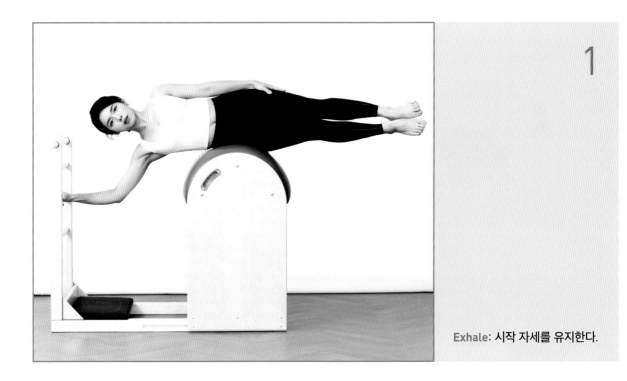

1

Exhale: 시작 자세를 유지한다.

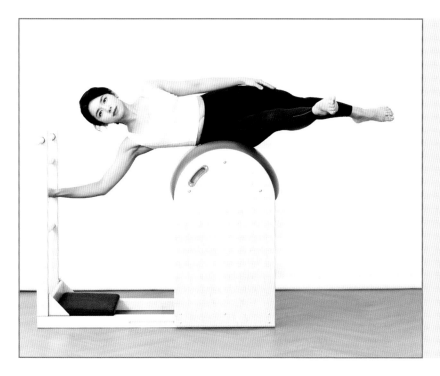

Inhale: 5카운트 동안 위쪽 다리는 앞으로, 아래쪽 다리는 뒤로 평행하게 뻗으며 카운트할 때마다 다리를 교차한다.

▶마시는 숨을 5번으로 나누어 5번 짧게 마신다.

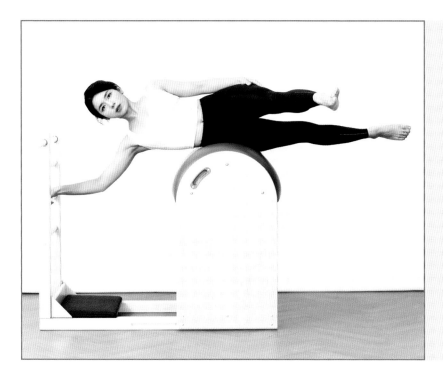

Exhale: 5카운트 동안 다리의 교차 움직임을 반복한다.

▶내쉬는 숨을 5번으로 나누어 5번 짧게 내쉰다.

● **주의 사항**

1. 목과 어깨의 긴장을 피하기 위해 견갑골 안정화를 유지한다.
2. 다리의 움직임을 반복하는 동안, 골반과 몸통이 흔들리지 않도록 주의한다.
3. 바닥쪽으로 흉곽이 가라앉지 않게 주의하며 몸통의 일직선을 유지한다.

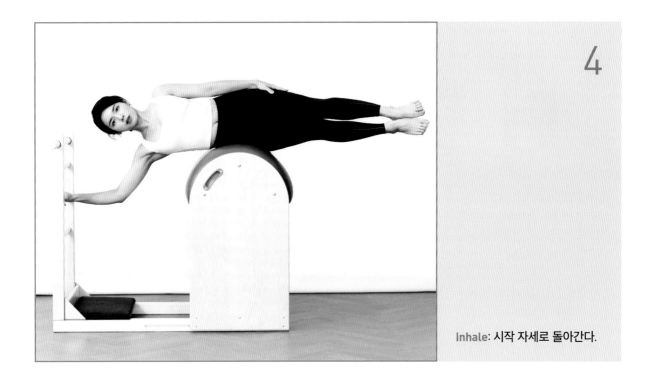

Inhale: 시작 자세로 돌아간다.

● 변형 동작

1. **아래쪽 다리는 고정하고, 위쪽 다리로만 동작하기**

2. **천천히 동작하기**
   Inhale: 준비한다.
   Exhale: 두 다리를 앞뒤로 벌린다.
   Inhale: 다리를 교차한다.

3. **빠르게 동작하기**
   2배속으로 동작하여 난이도를 높인다.

4. **위쪽 손 몸통 앞에서 Barrel에 지지하기**
   균형을 잡기 쉬워진다.

5. **스타카토 호흡하기**
   다리를 교차할 때마다 호흡을 짧게 끊어 동작의 흐름에 따른 호흡 패턴을 연습한다.

10 ONE ARM PRESS

반복 횟수
각 **5~10** 회

- **운동 목표**: 한쪽 팔의 움직임 동안 몸통의 안정성을 유지하는 동작이다.
- **목표 근육**: 견갑골 안정화 근육, 상완삼두근, 위쪽 외·내복사근

- **시작 자세**: Side-lying / Neutral
  Barrel 위에 옆으로 누워 Ladder 쪽으로 머리를 향하게 하고 허리와 골반의 중간 부분을 Apex에 놓으며 몸통은 바닥과 평행을 유지한다.
  하지: 두 다리는 곧게 뻗으며 발목은 Plantar flexion, 발가락은 부드럽게 포인하여 몸통과 일직선으로 유지한다.
  상지: 아래쪽 팔은 적절한 높이의 가로대를 잡고 팔꿈치를 약간 구부리며, 위쪽 팔은 대퇴의 옆면에 놓는다.

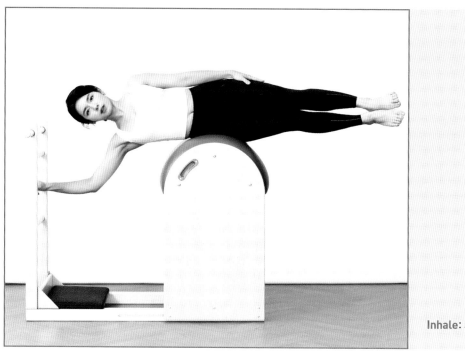

1

Inhale: 시작 자세를 유지한다.

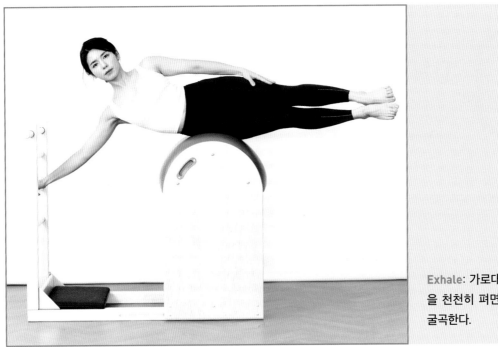

Exhale: 가로대를 지지하는 팔을 천천히 펴면서 몸통을 외측 굴곡한다.

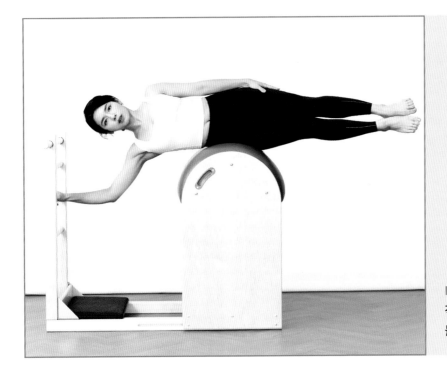

Inhale: 척추를 길게 늘리며 일직선을 유지하여 시작 자세로 돌아간다.

● 주의 사항

1. 골반의 후방 경사를 유지하려고 하며 요추가 과신전되지 않도록 주의한다.
2. 목과 어깨의 긴장을 피하기 위해 견갑골 안정화를 유지한다.
3. 정수리부터 발끝까지 길게 척추를 늘리며 신연의 움직임을 강조한다.
4. 시작 자세로 돌아갈 때 바닥쪽으로 흉곽이 가라앉지 않게 주의하며 몸통의 일직선을 유지한다.

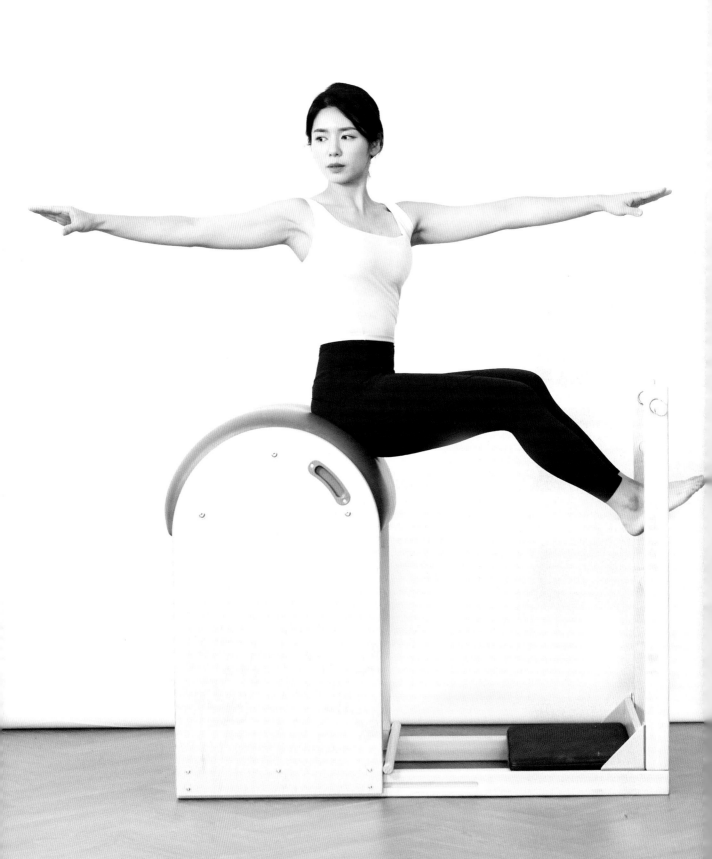

4

SHORT BOX SERIES

PILATES BARREL

11 ROUND BACK WITH EXTENSION

반복 횟수
5회

- **운동 목표**: 발등과 골반으로 지지하며 정수리부터 꼬리뼈까지, 척추의 분절 움직임을 이끌어내며 척추 가동성을 증진시킬 수 있다.
- **목표 근육**: 복직근, 복사근, 대둔근, 슬곡근, 고관절 굴곡근

- **시작 자세**: Sitting / Neutral
  Barrel의 Apex 약간 앞쪽에 천골을 지지하며 척추를 바로 세우고 앉는다.
  하지: 두 다리는 골반 넓이만큼 벌려 본인의 다리 길이와 적절한 가로대에 뒤꿈치를 놓고 발등은 바로 위쪽 가로대의 아래에 건다.
  고관절 높이와 무릎을 비슷하게 유지한다.
  상지: 손은 하복부 앞쪽에 각각 반대 팔의 팔꿈치 부분을 잡는다.

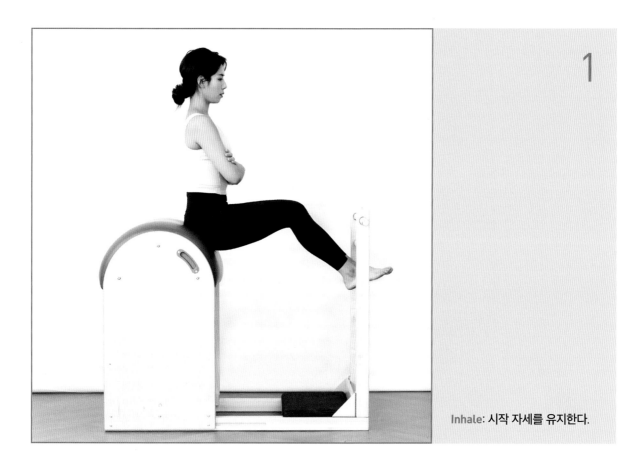

1

Inhale: 시작 자세를 유지한다.

● **주의 사항**

1. 복부를 사용한 요추 굴곡을 증가하고 골반의 후방 경사를 통해 움직임이 시작되도록 한다.
2. 복부를 사용하여 요추가 과신전되지 않도록 주의한다.
3. 척추 굴곡을 위해 가슴 쪽으로 턱을 너무 당기지 않는다.
4. 복횡근을 활성화하여 골반을 안정화하고 요추를 지지한다.

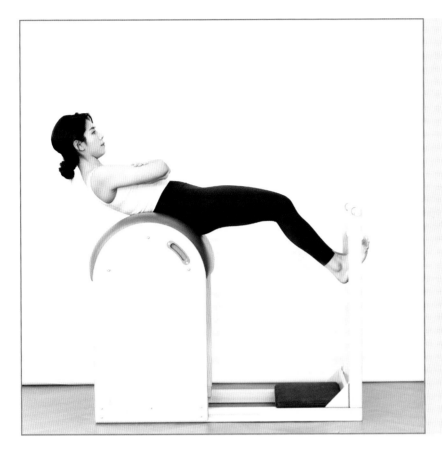

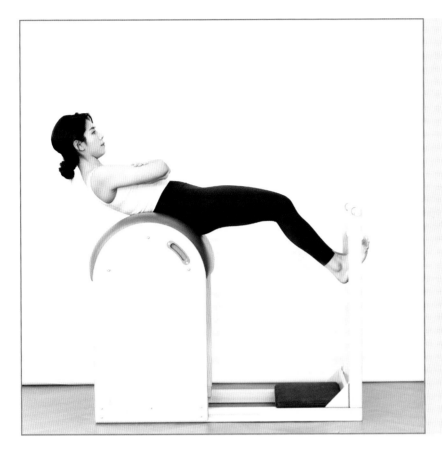

Exhale: Barrel에 닿은 천골 부분을 지긋이 누르며 골반을 후방 경사하여 상체가 천천히 뒤로 내려간다.

▶상부 척추는 요추의 굴곡에 의해 자연스럽게 움직임이 일어난다.

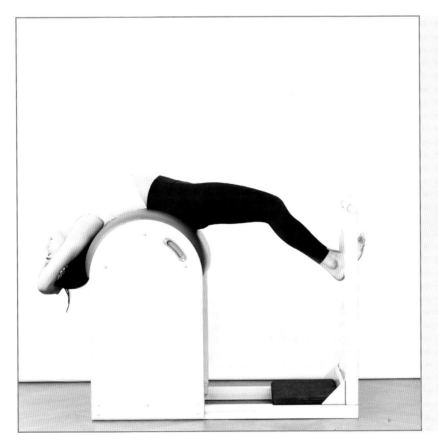

Inhale: 흉추가 Barrel의 뒤쪽으로 넘어가 신전하면서 서로 잡은 팔을 머리 위로 올린다.

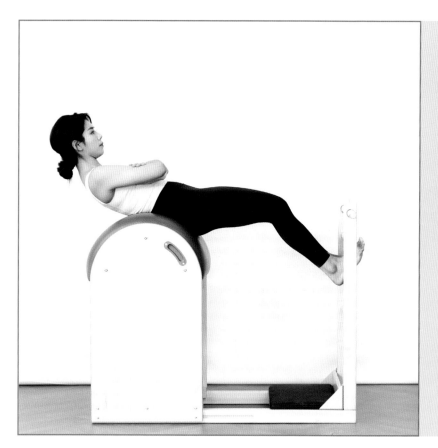

4

Exhale: 팔을 내리면서 연속적
으로 머리부터 척추 분절화하여
Roll up하며 상체를 올린다.

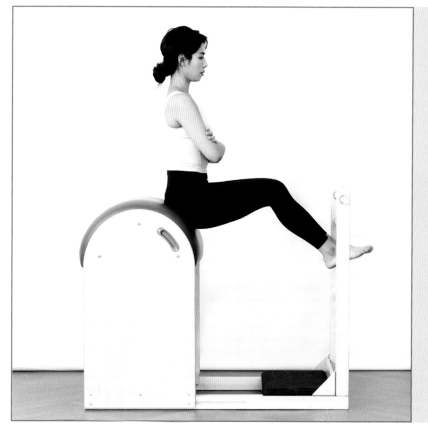

5

Inhale: 좌골 위에 체중을 실으
며 연속적으로 꼬리뼈에서 정수
리까지 척추를 길게 늘리며 시작
자세로 돌아간다.

12 STRAIGHT BACK

● **운동 목표**: 척추의 분절 움직임을 제한
하고 척추의 바로 선 자세를 유지하며,
복부 근력과 고관절의 경첩(hinge) 움
직임으로 몸통의 지구력을 향상시킨
다. 고관절 굴곡과 요추의 굴곡 움직임
을 분리할 수 있다.

● **목표 근육**: 복직근, 복사근, 고관절 굴곡
근

● **시작 자세**: Sitting / Neutral
Barrel의 Apex 약간 앞쪽에 천골을 지지하며 척추를 바로 세우고 앉는다.
하지: 두 다리는 골반 넓이만큼 벌려 본인의 다리 길이와 적절한 가로대에 뒤꿈치를 놓
고 발등은 바로 위쪽 가로대의 아래에 건다.
고관절 높이와 무릎을 비슷하게 유지한다.
상지: 양손으로 Pole을 어깨너비보다 넓게 잡으며 팔을 머리 위로 곧게 뻗고 귀와 어깨
는 멀리 유지한다.

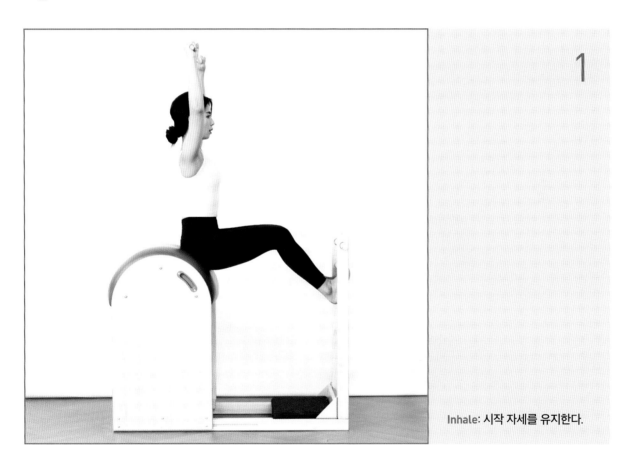

1

Inhale: 시작 자세를 유지한다.

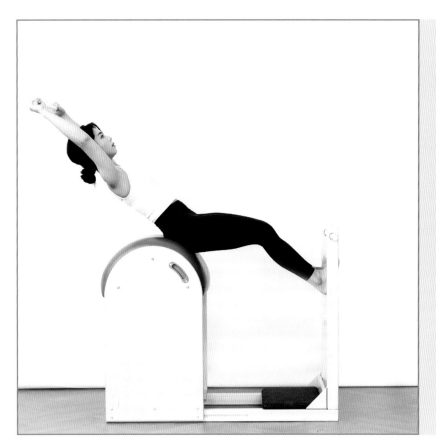

Exhale: 중립 척추를 유지하며
고관절 앞쪽을 늘려 대퇴와 전상
장골극이 멀어지게 한다.
Inhale: 자세를 유지하며 흉곽이
넓어지게 숨을 들이마신다.

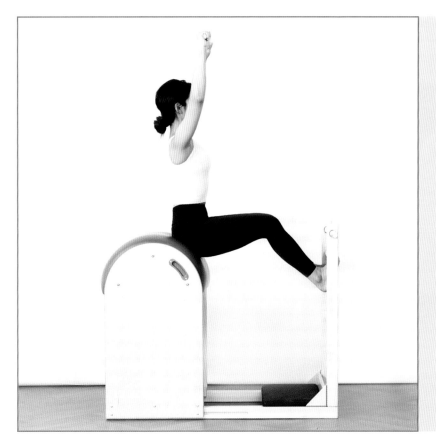

Exhale: 척추의 중립을 계속 유
지하며 시작 자세로 돌아간다.

1. 고관절의 움직임 동안 척추를 굴곡하거나 신전하는 것을 피한다.
2. 운동하는 동안 견갑골의 안정화를 유지한다.
3. 꼬리뼈부터 정수리까지 길어지는 척추 신연의 느낌을 강조한다.

● 변형 동작

자세를 유지하며 견관절 굴곡·신전 움직임 더하기
팔이 움직이는 동안 몸통과 고관절의 지구력을 강화한다.

13 TWIST

- **운동 목표**: 골반의 중립을 유지하며 호흡을 활용하여 몸통의 회전을 더 극대화할수 있다.
- **목표 근육**: 견갑골 안정화 근육, 한쪽의 외복사근과 반대쪽의 내복사근

- **시작 자세**: Sitting / Neutral
Barrel의 Apex 약간 앞쪽에 천골을 지지하며 척추를 바로 세우고 앉는다.
하지: 두 다리는 골반 넓이만큼 벌려 본인의 다리 길이와 적절한 가로대에 뒤꿈치를 놓고 발등은 바로 위쪽 가로대의 아래에 건다.
상지: 두 팔은 손바닥이 아래를 향하도록 양옆으로 곧게 뻗는다.

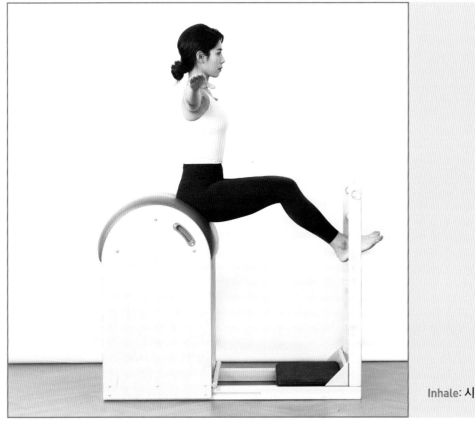

1

Inhale: 시작 자세를 유지한다.

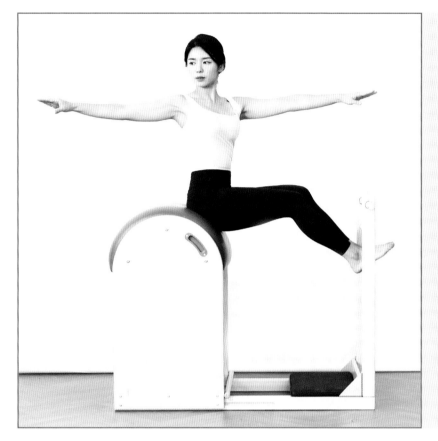

Exhale: 3카운트 동안 척추를 회전한다. 첫 번째 호흡에 최대한 회전하고, 다음 두 호흡 동안 회전의 가동 범위를 늘린다.

▶호흡 사이에 동작을 약간 이완한다.

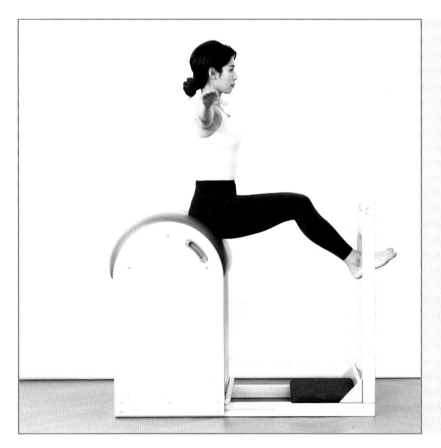

Inhale: 양팔을 양옆으로 길게 늘리며 시작 자세로 돌아간다.

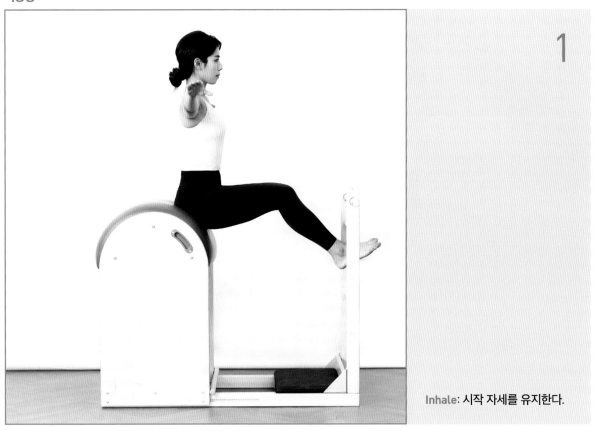

1

Inhale: 시작 자세를 유지한다.

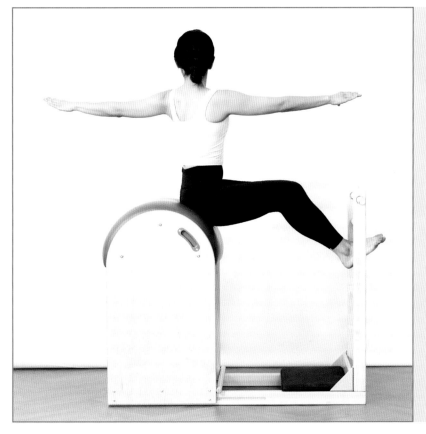

2

Exhale: 3카운트 동안 척추를 회전한다. 첫 번째 호흡에 최대 한 회전하고, 다음 두 호흡 동안 회전의 가동 범위를 늘린다.

▶호흡 사이에 동작을 약간 이완한 다.

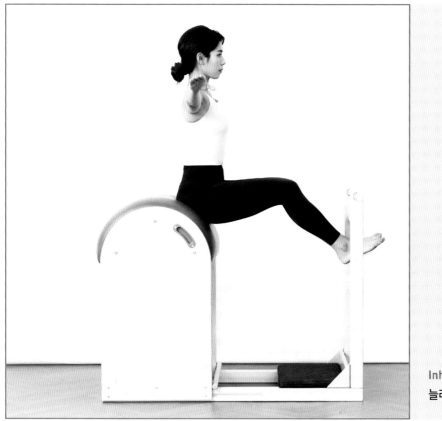

3

Inhale: 양팔을 양옆으로 길게
늘리며 시작 자세로 돌아간다.

● **주의 사항**

1. 척추 회전을 하는 동안 골반을 유지하여 움직임을 분리한다.
2. 견갑골 안정화를 유지하여 가동 범위를 늘리기 위해 어깨로 보상 작용이 일어나지 않도록 한다.
3. 복사근을 활성화하여 요추가 신전되지 않도록 한다.
4. 회전은 아래쪽 척추에서부터 시작하여 나선모양(소용돌이)처럼 위로 이동하는 이미지를 상상하며 움직임을 순차적으로 이끌어낸다.

● **변형 동작**

1. **호흡 바꾸기**
   Inhale에 척추를 회전하여 척추의 신연 움직임을 더 이끌어낸다.
2. **회전 방향의 팔꿈치를 접으며 동작**
   중부 승모근과 하부 승모근의 사용을 강조하며, 척추가 회전하는 범위를 증가시킬 수 있다. 팔꿈치를 접으며 회전하고, 정면으로 돌아올 때는 양팔을 옆으로 길게 뻗는다.
3. **Rib Cage 앞에 Circle을 대고 지지**
   견갑의 안정화를 보조하여 척추의 움직임을 분리하여 인지할 수 있다.

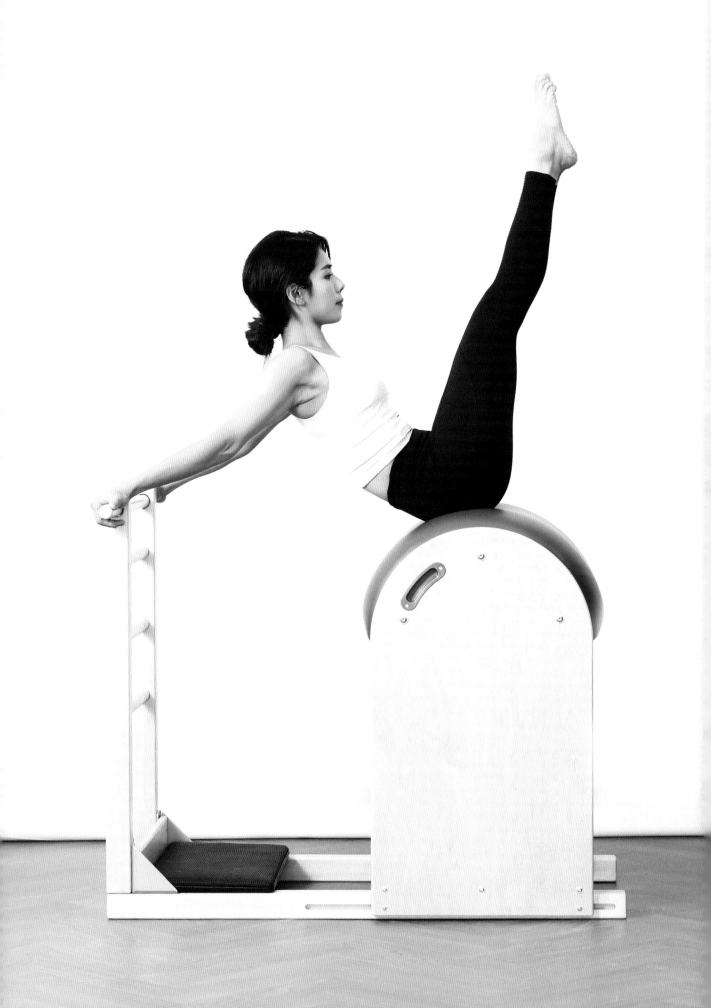

5

SITTING

14 SCISSORS

반복 횟수
8~10회

- **운동 목표**: 다리의 교차 움직임을 하는 동안 어깨의 안정성과 골반의 안정성을 이끌어낸다.
- **목표 근육**: 상·중부 등 척추기립근, 광배근, 대원근, 견갑골 안정화 근육(능형근, 중·하부 승모근)

- **시작 자세**: Sitting / Imprint
Ladder의 반대쪽을 바라보며, Barrel의 Apex에 앉아 좌골의 뒤쪽에 무게를 싣고 골반을 약간 후방 경사하여 천골을 지지하며 흉추는 길게 늘린다.
하지: 두 다리는 나란히 모아 사선 위로 곧게 뻗으며 가능한 한 몸과 가까이 유지한다.
상지: 양손은 상단 가로대의 손잡이를 잡으며 팔을 곧게 펴 몸통 뒤로 뻗는다.

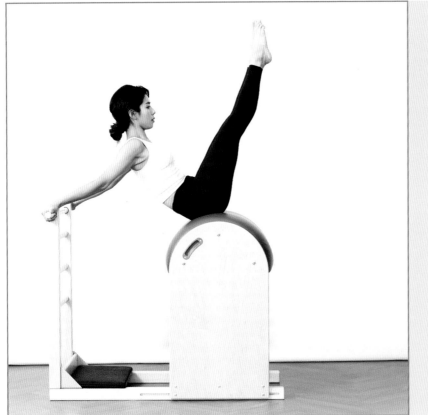

1

Inhale: 시작 자세를 유지한다.

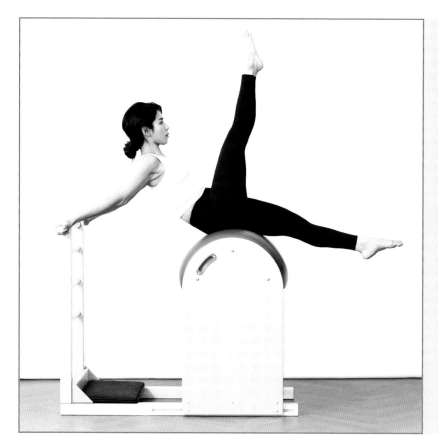

Exhale: 한 다리는 고관절 신전,
반대쪽 다리는 고관절 굴곡하며
내쉬는 숨과 함께 두 번 맥박 뛰
듯 짧게 움직인다.
Inhale: 두 다리를 교차한다.

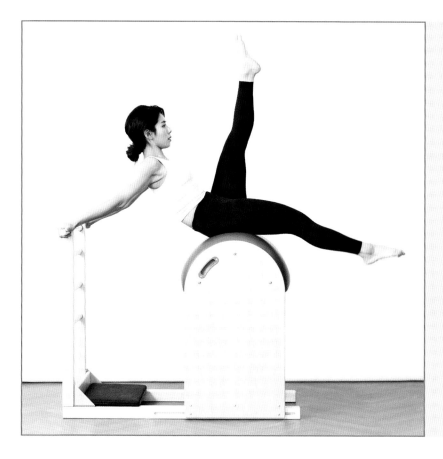

Exhale: 한 다리가 고관절 굴곡,
반대쪽 다리가 고관절 신전하며
두 번 맥박 뛰듯 짧게 움직인다.

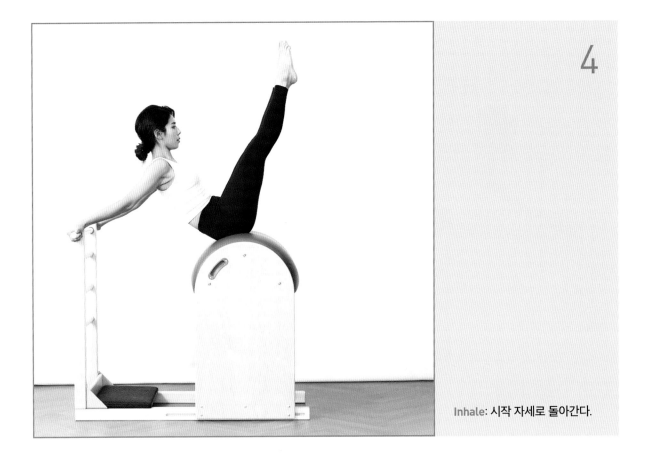

Inhale: 시작 자세로 돌아간다.

● **주의 사항**

1. 동작을 수행하는 동안 골반의 안정성을 잃거나 또는 너무 힘으로 꽉 잡는 것을 피한다.
2. 견갑골을 안정화하여 어깨가 무너지지 않도록 유지한다.
3. 골반의 전방 경사나 회전이 일어나지 않도록 복사근 활성화를 유지한다.
4. 다리를 멀리 뻗을 때 골반이 움직임에 끌려가지 않도록 한다.

● **변형 동작**

두 다리 외회전 상태로 동작하기
고관절 외회전근을 활성화하여 동작할 수 있다.

15 BICYCLE

- **운동 목표**: 고관절과 슬관절의 굴곡 신전 움직임을 Flow를 살려 반복하는 동안 골반과 몸통의 안정성을 유지할 수 있다.
- **목표 근육**: 능형근, 중·하부 승모근, 고관절 굴곡근, 슬괵근, 대퇴사두근

- **시작 자세**: Sitting / Imprint
  Ladder의 반대쪽을 바라보며, Barrel의 Apex에 앉아 좌골의 뒤쪽에 무게를 싣고 골반을 약간 후방 경사하여 천골을 지지하며 흉추는 길게 늘린다.
  하지: 두 다리는 나란히 모아 사선 위로 곧게 뻗으며 가능한 한 몸과 가까이 유지한다.
  상지: 양손은 상단 가로대의 손잡이를 잡으며 팔을 곧게 펴 몸통 뒤로 뻗는다.

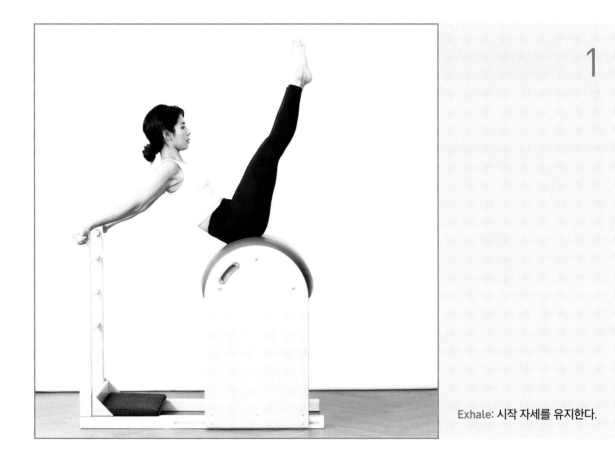

1

Exhale: 시작 자세를 유지한다.

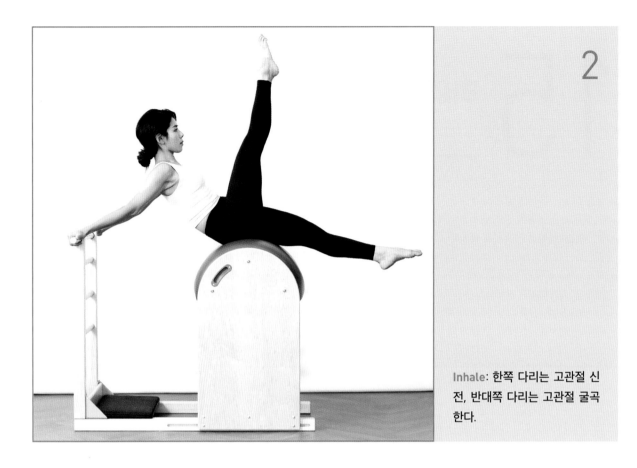

Inhale: 한쪽 다리는 고관절 신전, 반대쪽 다리는 고관절 굴곡한다.

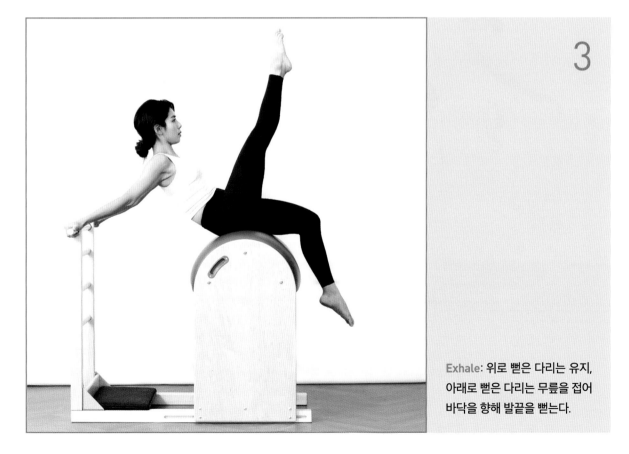

Exhale: 위로 뻗은 다리는 유지, 아래로 뻗은 다리는 무릎을 접어 바닥을 향해 발끝을 뻗는다.

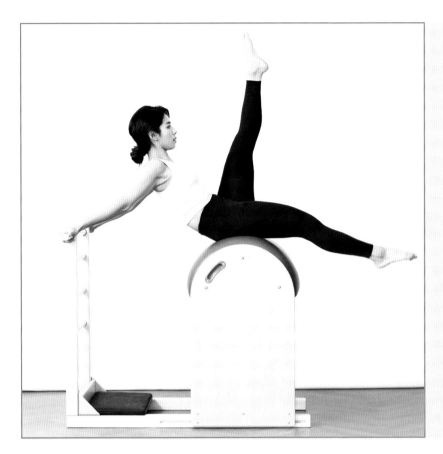

Inhale: 아래쪽 다리는 고관절 굴곡으로 무릎을 뻗어 올리고, 동시에 위쪽 다리는 고관절 신전한다.

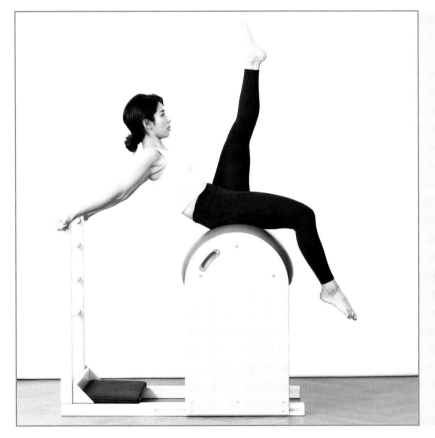

Exhale: 위로 뻗은 다리는 유지, 아래로 뻗은 다리는 무릎을 접어 바닥을 향해 발끝을 뻗는다.

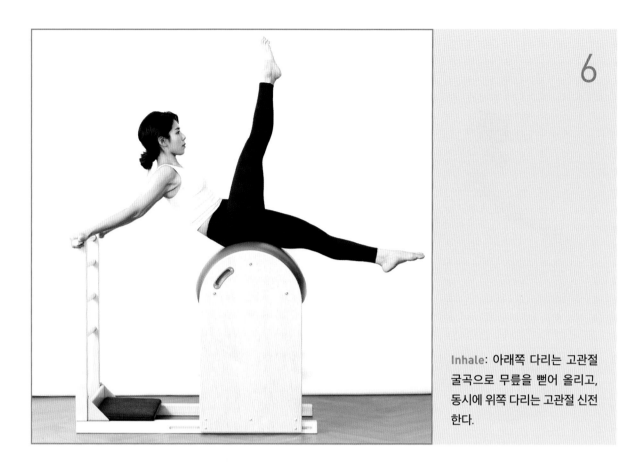

6

Inhale: 아래쪽 다리는 고관절
굴곡으로 무릎을 뻗어 올리고,
동시에 위쪽 다리는 고관절 신전
한다.

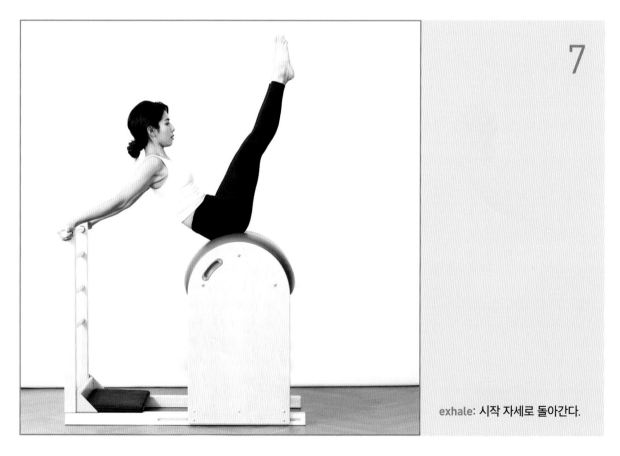

7

exhale: 시작 자세로 돌아간다.

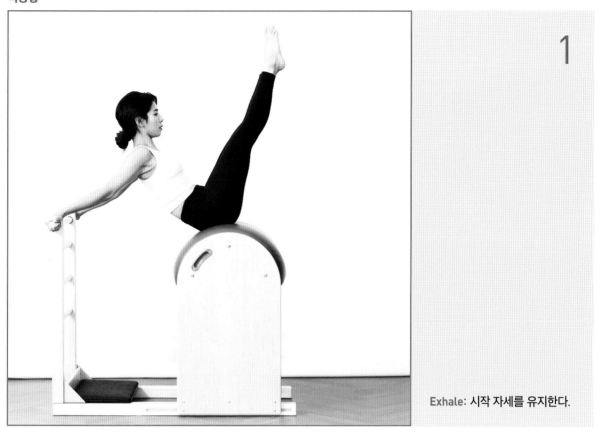

1

Exhale: 시작 자세를 유지한다.

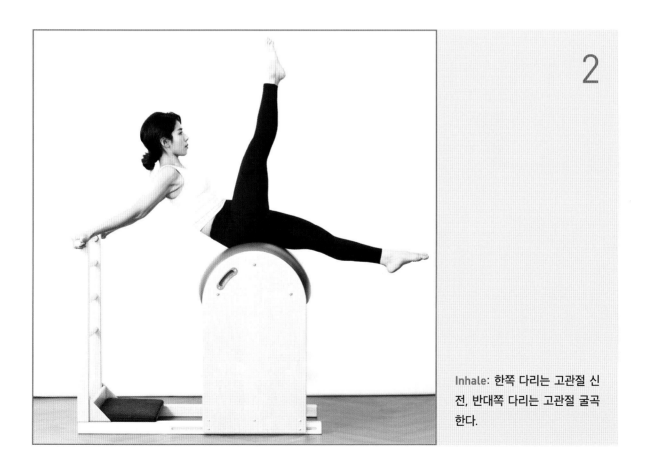

2

Inhale: 한쪽 다리는 고관절 신전, 반대쪽 다리는 고관절 굴곡한다.

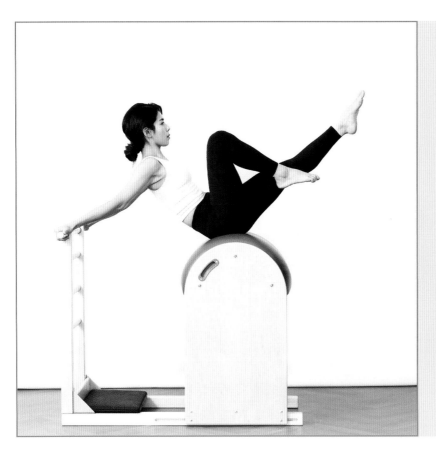

Exhale: 고관절을 신전한 다리는 위쪽으로 서서히 올리고, 고관절을 굴곡한 다리는 무릎을 접어 발끝을 아래로 향하여 뻗는다.

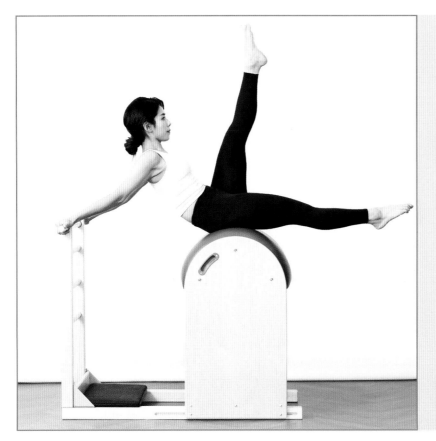

Inhale: 올라오는 다리는 더 깊게 고관절을 굴곡하고, 아래로 뻗는 다리는 고관절 앞쪽을 더 늘리는 느낌으로 신전한다.

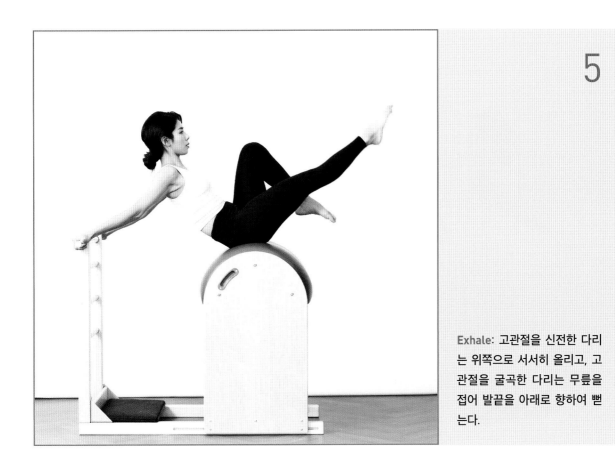

Exhale: 고관절을 신전한 다리는 위쪽으로 서서히 올리고, 고관절을 굴곡한 다리는 무릎을 접어 발끝을 아래로 향하여 뻗는다.

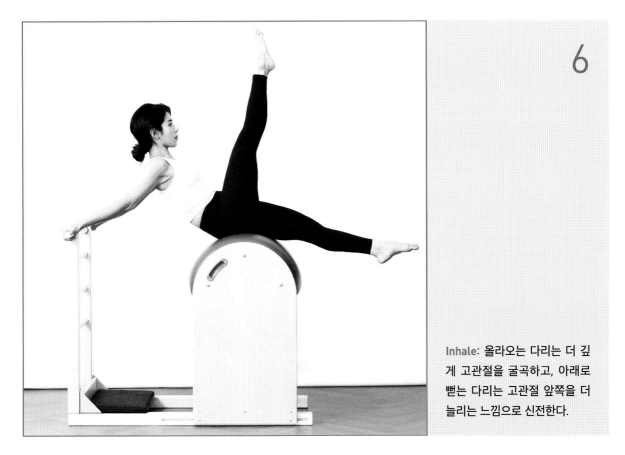

Inhale: 올라오는 다리는 더 깊게 고관절을 굴곡하고, 아래로 뻗는 다리는 고관절 앞쪽을 더 늘리는 느낌으로 신전한다.

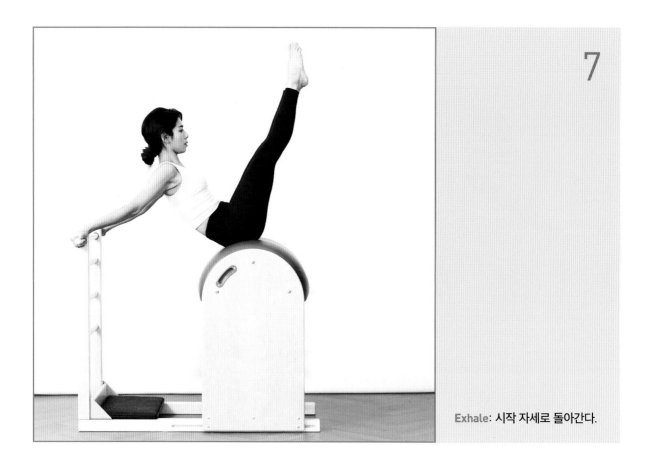

Exhale: 시작 자세로 돌아간다.

● **주의 사항**

1. 다리를 멀리 뻗을 때 골반이 움직임에 끌려가지 않도록 한다.
2. 동작을 수행하는 동안 골반의 안정성을 잃거나 또는 너무 힘으로 꽉 잡는 것을 피한다.
3. 견갑골을 안정화하여 어깨가 무너지지 않도록 유지한다.
4. 골반의 전방 경사나 회전이 일어나지 않도록 복사근 활성화를 유지한다.
5. 두 다리의 고관절 굴곡과 신전 시에 가능한 한 멀리 고관절을 뻗으며 동작을 수행한다.

16 LOWER & LIFT

반복 횟수
6~8회

● **운동 목표**: 다리의 움직임 동안 몸통과 골반의 안정성을 유지하며 고관절 굴 곡근을 강화할 수 있다.

● **목표 근육**: 광배근, 대원근, 능형근, 중· 하부 승모근, 고관절 굴곡근

● **시작 자세**: Sitting / Imprint

Ladder의 반대쪽을 바라보며, Barrel의 Apex에 앉아 좌골의 뒤쪽에 무게를 싣고 골반 을 약간 후방 경사하여 천골을 지지하며 흉추는 길게 늘린다.

하지: 두 다리는 나란히 모아 사선 위로 곧게 뻗으며 가능한 한 몸과 가까이 유지한다.

상지: 양손은 상단 가로대의 손잡이를 잡으며 팔을 곧게 펴 몸통 뒤로 뻗는다.

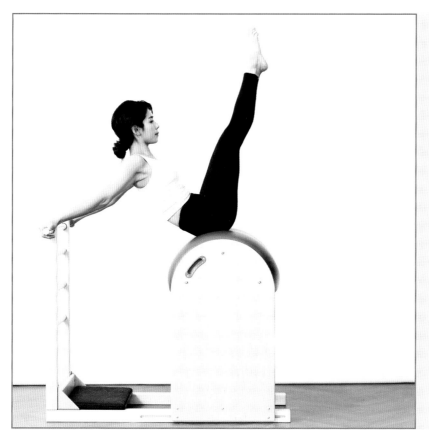

1

Inhale: 시작 자세를 유지한다.

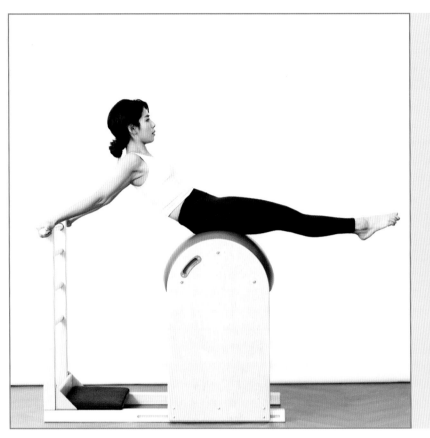

Exhale: 상체를 유지하며 골반의 안정성이 유지될 수 있는 만큼 멀리 다리를 내린다.

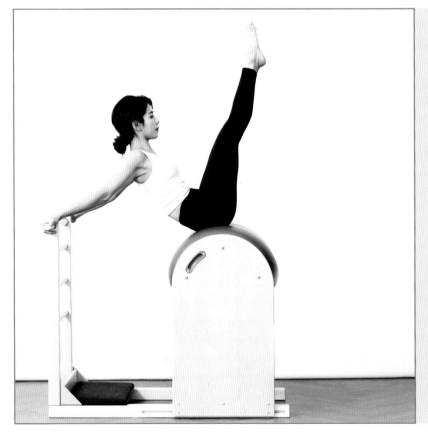

Inhale: 몸통을 향해 두 다리를 접으며(hinge) 시작 자세로 돌아간다.

1. 다리를 멀리 뻗을 때 골반이 움직임에 끌려가지 않도록 한다.
2. 동작을 수행하는 동안 골반의 안정성을 잃거나 또는 너무 힘으로 꽉 잡는 것을 피한다.
3. 견갑골을 안정화하여 어깨가 무너지지 않도록 유지한다.
4. 골반의 전방 경사나 회전이 일어나지 않도록 복사근 활성화를 유지한다.

● 변형 동작

두 다리 외회전 상태로 동작하기
고관절 외회전근을 활성화하여 동작할 수 있다.

17 LEG CIRCLE

● **운동 목표**: 고관절로 원을 그리는 동안 몸통과 골반의 안정성을 유지하며, 하지의 무게를 들어 올리는 고관절을 둘러싼 근육들을 강화할 수 있다.

● **목표 근육**: 상·중부 등 척추기립근, 견갑골 안정화 근육, 고관절 굴곡근, 외전근, 내전근

● **시작 자세**: Sitting / Imprint

Ladder의 반대쪽을 바라보며, Barrel의 Apex에 앉아 좌골의 뒤쪽에 무게를 싣고 골반을 약간 후방 경사하여 천골을 지지하며 흉추는 길게 늘린다.

하지: 두 다리는 나란히 모아 사선 위로 곧게 뻗으며 가능한 한 몸과 가까이 유지한다.

상지: 양손은 상단 가로대의 손잡이를 잡으며 팔을 곧게 펴 몸통 뒤로 뻗는다.

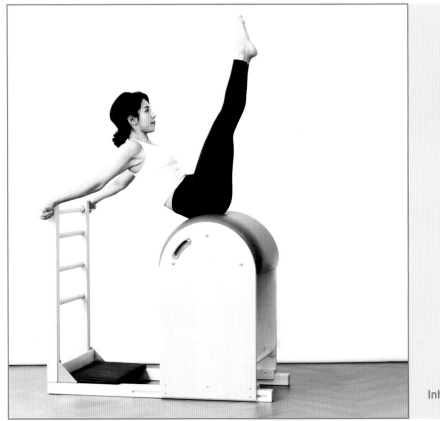

1

Inhale: 시작 자세를 유지한다.

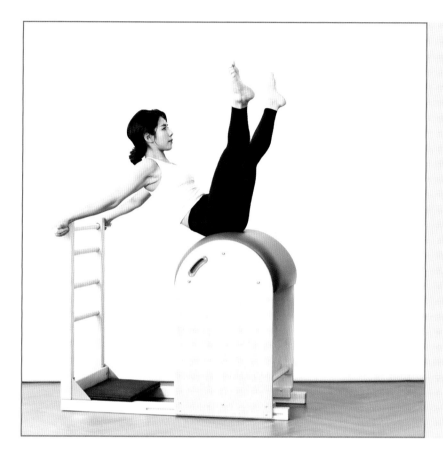

Exhale: 두 다리를 벌리며 아래
방향으로 원을 그린다.

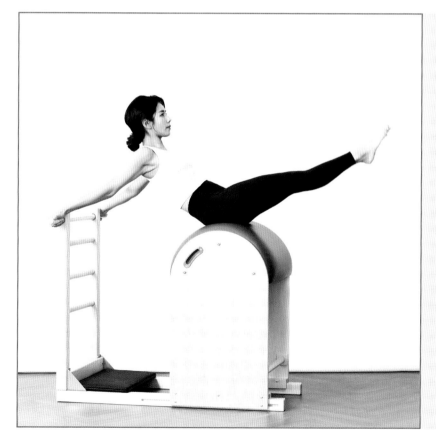

Inhale: 아래에서 두 다리를 모
은다.

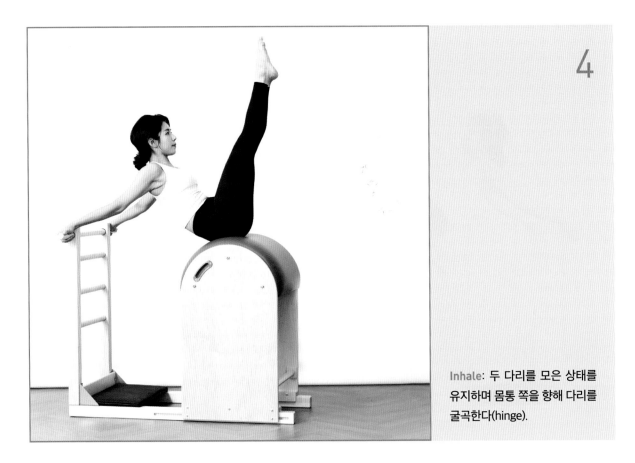

Inhale: 두 다리를 모은 상태를
유지하며 몸통 쪽을 향해 다리를
굴곡한다(hinge).

역방향

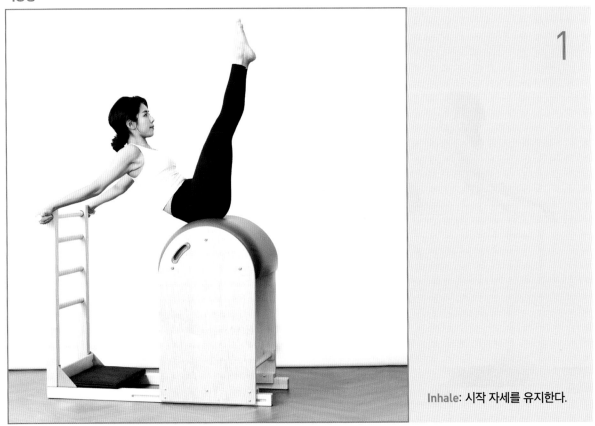

Inhale: 시작 자세를 유지한다.

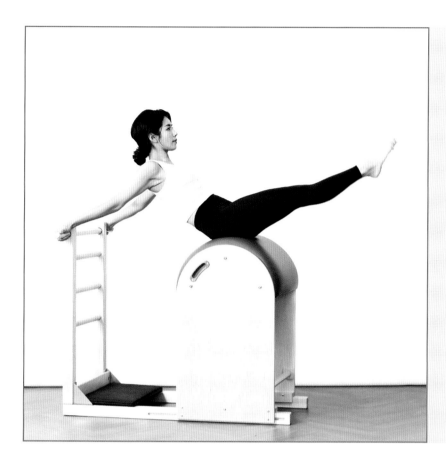

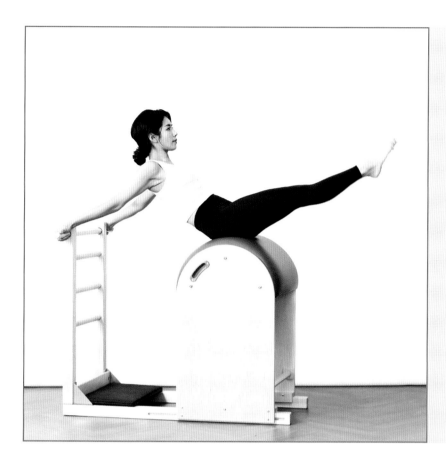

Exhale: 두 다리를 모은 상태로
아래로 길게 뻗는다.

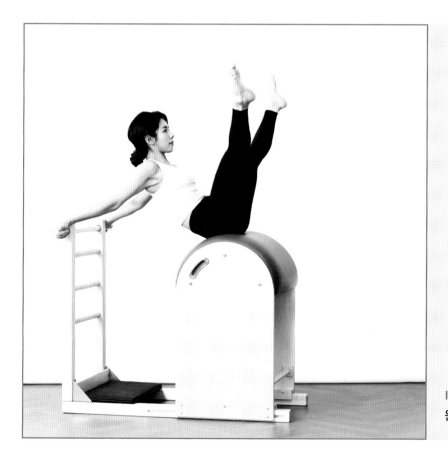

Inhale: 두 다리를 벌리며 위로
원을 그려 들어 올린다.

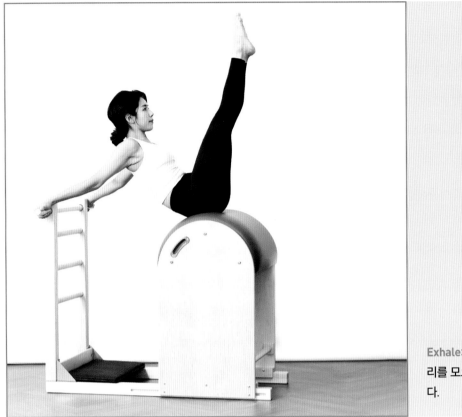

Exhale: 원의 꼭대기에서 두 다리를 모으며 시작 자세로 돌아간다.

● 주의 사항

1. 다리를 멀리 뻗을 때 골반이 움직임에 끌려가지 않도록 한다.
2. 동작을 수행하는 동안 골반의 안정성을 잃거나 또는 너무 힘으로 꽉 잡는 것을 피한다.
3. 견갑골을 안정화하여 어깨가 무너지지 않도록 유지한다.
4. 골반의 전방 경사나 회전이 일어나지 않도록 복사근 활성화를 유지한다.

● 변형 동작

두 다리 외회전 상태로 동작하기
고관절 외회전근을 활성화하여 동작할 수 있다.

18 HIP TWIST

- **운동 목표**: 골반의 회전 움직임 동안 골반과 견갑골의 안정성을 이끌어낼 수 있다.
- **목표 근육**: 상·중부 척추기립근, 능형근, 중·하부 승모근, 고관절 굴곡근

- **시작 자세**: Sitting / Imprint
  Ladder의 반대쪽을 바라보며, Barrel의 Apex에 앉아 좌골의 뒤쪽에 무게를 싣고 골반을 약간 후방 경사하여 천골을 지지하며 흉추는 길게 늘린다.
  하지: 두 다리는 나란히 모아 사선 위로 곧게 뻗으며 가능한 한 몸과 가까이 유지한다.
  상지: 양손은 상단 가로대의 손잡이를 잡으며 팔을 곧게 펴 몸통 뒤로 뻗는다.

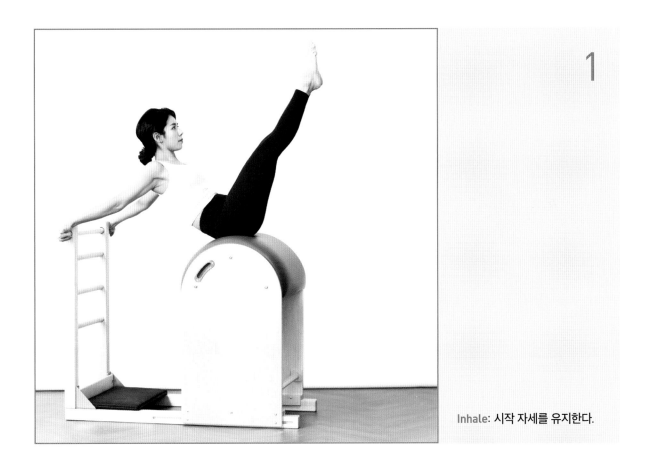

1

Inhale: 시작 자세를 유지한다.

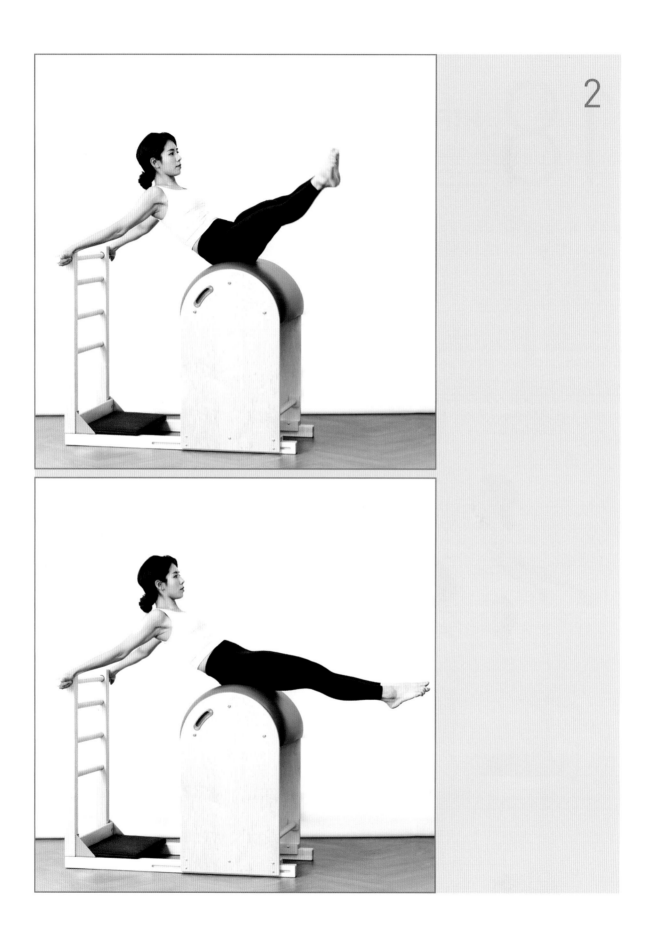

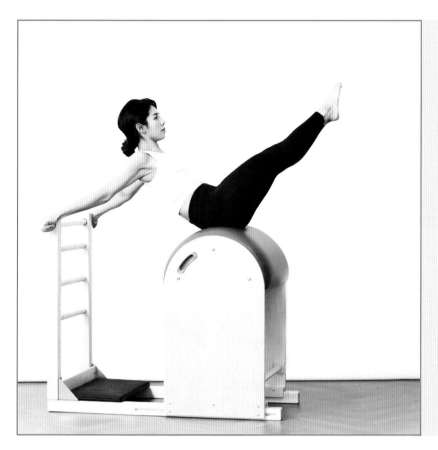

Exhale: 두 다리를 평행하게 모은 상태에서 한쪽 방향으로 원을 그리며 몸에서 멀어지게 다리를 뻗는다. 원의 2/3를 그리는 동안 숨을 내쉰다.

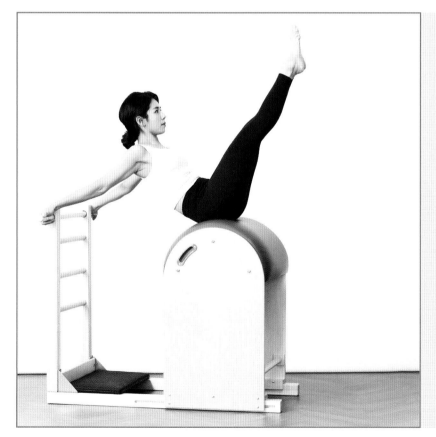

3

Inhale: 원을 마무리하며 시작 자세로 돌아간다.

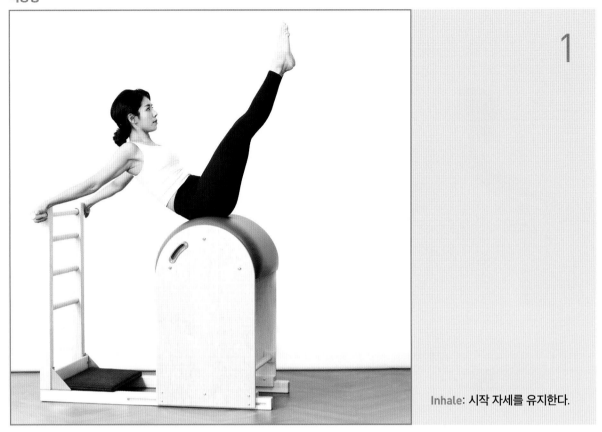

1

Inhale: 시작 자세를 유지한다.

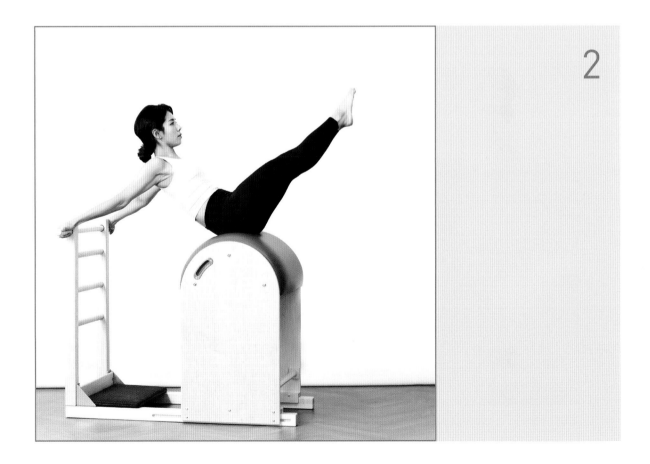

2

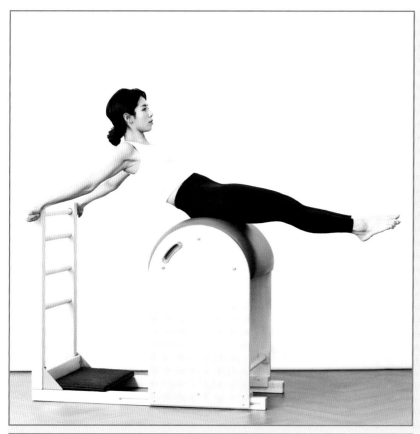

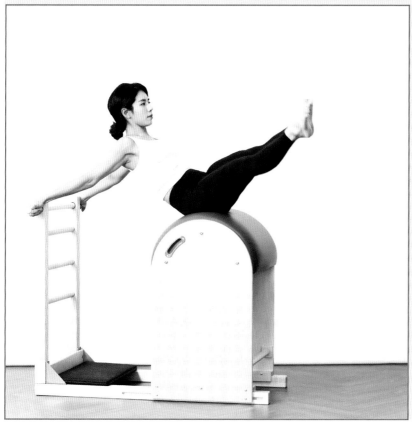

Exhale: 두 다리를 평행하게 모은 상태에서 처음과 반대쪽 방향으로 원을 그리며 몸에서 멀어지게 다리를 뻗는다. 원의 2/3를 그리는 동안 숨을 내쉰다.

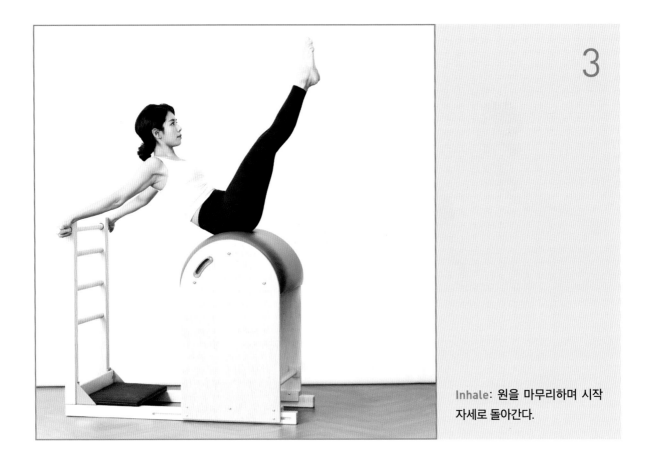

Inhale: 원을 마무리하며 시작
자세로 돌아간다.

● **주의 사항**

1. 다리를 멀리 뻗을 때 골반이 움직임에 끌려가지 않도록 한다.
2. 어깨 앞쪽이 열린 상태를 유지하며 어깨가 무너지지 않도록 주의한다.
3. 골반의 전방 경사나 회전이 일어나지 않도록 복사근 활성화를 유지한다.

M · E · M · O